für Felix und Jonas

Claus Rothenbücher

Die Natur von Realität

Das Leben als interaktiver Prozess des Erschaffens

1. Auflage (2013)
2. Auflage (2014)
3. Auflage (2016)

Autor: Claus Rothenbücher
Umschlaggestaltung, Illustration: Maximilian Wagner
Printed in Germany

Verlag: tao.de in J.Kamphausen Mediengruppe GmbH, http://www.tao.de,
E-Mail: info@tao.de

Bibliografische Information der Deutschen Nationalbibliothek:
Die Deutsche Nationalbibliothek verzeichnet diese Publikation
in der Deutschen Nationalbibliografie; detaillierte bibliografische
Daten sind im Internet über http://dnb.d-nb.de abrufbar.

ISBN (Paperback): 978-3-96051-236-3
ISBN (e-book): 978-3-96051-237-0

„Mind is like a parachute – it works only when it is open.“

(Frank Zappa)

„Be the change you wish to see in the world.“

(Mahatma Gandhi)

Inhalt

Vorwort

Das vorliegende Buch stellt eine integrative Zusammenstellung einer Vielzahl wissenschaftlicher Erkenntnisse aus Neuropsychologie, Positiver Psychologie und v. a. Quantenphysik dar, die zu einem Paradigma zusammengeführt werden.

Ich möchte dem Leser mit diesem Buch zeigen, dass Realität viel erstaunlicher und anders ist, als man durch gewohnte Denkweisen glauben mag. So nimmt dieser Aspekt einen weiten Raum in diesem Buch ein. Wir werden sehen, dass Realität nicht starr, sondern formbar, nicht fest, sondern wandelbar, nicht vorgegeben, sondern beeinflussbar ist. Ich lade den Leser zu einer spannenden Reise durch die faszinierende Welt der *Natur von Realität* ein.

Ich möchte allen, insbesondere meiner Familie und meinen guten Freunden, danken, die mir durch konstruktive Kritik geholfen und mir durch ihren Blick von außen wertvolle Tipps sowie Hinweise gegeben haben. Besonderer Dank geht an Maximilian Wagner für die Erstellung wichtiger Illustrationen sowie für die Gestaltung und Realisierung des Buchumschlages.

Claus Rothenbücher

Teil I. Der neuro-emotionale Ansatz

Im ersten Teil beschäftigen wir uns mit grundlegenden Aspekten des Gehirns, v. a. neuronalen Netzen und wie sie unser Denken bzw. unsere Wahrnehmung beeinflussen. Auf die Bedeutung von Emotionen gehen wir ebenfalls ein. Dieser Teil wird durch einen kurzen Einblick in die Positive Psychologie und eine Überleitung zu Teil II. abgerundet.

1. Neuronale Netze und Denkmuster

Nach einem kurzen Überblick bzgl. des Gehirns sehen wir uns neurophysiologische Zusammenhänge an, insbesondere die Rekonfigurierung neuronaler Netze und die Aktivierung des Lobus frontalis. Zusätzlich gehen wir kurz auf die Interaktion zwischen Gehirn und Herz ein.

1.1. Ein kurzer Überblick

1.1.1. Das Mittelhirn

Das Gehirn besteht, wie z. B. von Moll und Moll (1997) beschrieben, neben dem Stamm- sowie Kleinhirn aus weiteren zwei Bereichen: Mittel- und Großhirn.

Für die Regulation körperinterner Funktionen ist das *Mittelhirn* zuständig, wie z. B. Blutdruck und Körpertemperatur. Oft wird es auch als R-Komplex (R = Reptil) bezeichnet, was damit zusammenhängt, dass wir stammesgeschichtlich auch reptilische Gene in uns haben. Dispenza (2007) sagt sogar, das Mittelhirn ähnelt dem Gehirn eines Reptils. Narvaez (2008) führt die Zuständigkeiten dieses Teils des Gehirns aus: territoriales Denken, Machtorientiertheit (also starkes hierarchisches und Konkurrenz-Denken), Aufrechterhaltung von Routine und dem Orientieren an Bekanntem. Angst und Ärger sowie Sicherheitsbedürfnisse werden ebenfalls vom Mittelhirn reguliert. Moralische Erwägungen haben hier wenig Platz, sie entwickeln sich mit Hilfe des präfrontalen Kortex. Auf diesen kommen wir später im Detail zu sprechen.

Sicherheitsbedürfnisse hängen mit dem Bedürfnis, Kontrolle auszuüben, zusammen. Dies resultiert aus Unsicherheit – wenn jemand über Selbstsicherheit verfügt, ist dieses Bedürfnis nicht vorhanden (weil das Mittelhirn dann auch gar nicht angesprochen wird, da kein Stress bzw. keine Angst vorhanden ist). Wenn das Mittelhirn durch Stress angesprochen wird, treten die genannten Denk- und Verhaltensweisen auf. Je mehr Stress wir haben und je mehr Angst wir verspüren, umso intensiver verlagern wir uns auf die Denk- und Verhaltensweisen des Mittelhirns.

Der *Thalamus* ist die größte Struktur im Mittelhirn. Von den Sinnesorganen gelangen alle Signale von außen über ihn an ihr jeweiliges Ziel im Gehirn (Dispenza, 2007). Der *Hypothalamus* ist nach Palkovits (2000) hauptsächlich für die Herstellung von Neuropeptiden zuständig, auf die wir in Kapitel 2. eingehen. Damit erlaubt uns der Hypothalamus, Gefühle basierend auf Gedanken oder Reaktionen zu erleben. Außerdem kontrolliert er viele Körperfunktionen wie z. B. Hunger, Durst, Körpertemperatur, Blutdruck, hormonelle Gleichgewichte sowie Immunreaktionen.

Dispenza (2007) geht auf weitere Drüsen ein: Die *Hypophyse* ist primär für die Herstellung und Sekretion von Hormonen zuständig. Eine weitere Struktur ist die Glandula pinealis (Zirbeldrüse), die zwei Neurotransmitter herstellt: Serotonin („Wach"-Hormon) sowie Melatonin („Schlaf"-Hormon).

Daher ist es auch wichtig, sich tagsüber hinreichend dem natürlichen Tageslicht (nicht elektrischen Licht) auszusetzen, damit dass Gehirn „weiß“, dass nicht Nacht ist und die Melatonin-Produktion reduziert werden muss. Gleichzeitig muss es nachts hinreichend dunkel sein, damit das Gehirn nun „weiß“, dass der Tag vorüber ist und entsprechend die Serotonin-Produktion reduziert werden soll. Ist der Wach-/Schlaf-Rhythmus durcheinander und setzt man sich nicht hinreichend dem Tageslicht aus, führt dies zu Müdigkeit und dem Gefühl, nie ganz wach zu sein. Ebenso kann es zu depressivem Verhalten führen (v. Hirschhausen, 2009). Mangelndes Tageslicht begünstigt auch einen Mangel an Vitamin D_3. Dieses Vitamin erfüllt viele wichtige Aufgaben im Körper (wir gehen aber hier nicht darauf ein).

Bremner (1999) beschreibt die Funktion des *Hippocampus* wie folgt: Er übernimmt eine wichtige Rolle beim Lernen und Speichern von Erinnerungen. Gleichzeitig verfügt er über eine große Anzahl an Rezeptoren für Stresshormone. Werden also in einer Stress-Situation entsprechende Hormone ausgeschüttet, docken sie an den Rezeptoren im Hippocampus an und können somit das Erinnerungsvermögen beeinflussen. Beispielsweise weiß man im klinischen Bereich von Patienten mit PTSD (Post-traumatic Stress Disorder, post-traumatische Belastungsstörung), dass sie oftmals Erinnerungsprobleme oder Schwierigkeiten mit motorischem Können, wie etwa Fahrrad fahren, haben. Auch das Erlernen neuer Fähigkeiten wird beeinflusst. Diese Effekte sind jedoch reversibel, wobei hier interessant ist, dass der Hippocampus als einziges Organ im Gehirn zur Neubildung von Neuronen in der Lage ist.

Das *Corpus amygdaloideum* (häufig auch Amygdala genannt) versetzt den Körper bei Bedrohungen in Alarmbereitschaft. Ebenso sind in ihm die grundlegenden Emotionen der Aggression, Freude, Traurigkeit und Angst gespeichert. Darüber hinaus verknüpft die Amygdala unsere Langzeiterinnerungen mit Emotionen. Studien zufolge speichert sie sogar emotionale Erinnerungen und sorgt für die Wahrnehmung von Situationen, die auf diesen Emotionen beruhen – so erhalten wir eine Hilfe, eine Situation, die uns mit Angst in Erinnerung geblieben ist, in Zukunft zu meiden (Dispenza, 2007).

Die generelle Wichtigkeit emotionaler Assoziationen beim Bilden von Erinnerungen zeigt eine Studie von Richards und Gross (2000), in der den Probanden Filme und Bilder gezeigt wurden. Gleichzeitig wurden sie in zwei Gruppen aufgeteilt. Die erste Gruppe bekam die Anweisung, während des Ansehens auftretende Emotionen zu unterdrücken bzw. die Filme und Bilder von einem möglichst emotionslosen Standpunkt aus zu betrachten. Die zweite Gruppe sollte sich Bilder einfach ansehen und Emotionen zulassen. Danach wurden beiden Gruppen Fragen zu den Inhalten der Filme bzw. Bilder gestellt. Im Ergebnis konnten die Probanden, die Emotionen unterdrückten bzw. einen emotionslosen Standpunkt eingenommen hatten, sich schlechter an Einzelheiten erinnern als die Probanden aus der anderen Gruppe.

1.1.2. Das Großhirn

Das Großhirn besteht aus der Großhirnrinde (Cortex cerebralis, graue Substanz) sowie dem Großhirnmark (weiße Substanz), in dem das Corpus callosum als Verbindung zwischen linker und rechter Hemisphäre liegt (Moll & Moll, 1997).

Unter stammesgeschichtlichen Aspekten unterscheiden Moll und Moll (1997) den Paläokortex (Riechhirn), Archäokortex (viele Verbindungen zum Paläokortex) sowie den Neokortex. Letzterer ist der jüngste und mit einem Anteil von 90 % gleichzeitig der größte Teil der Großhirnrinde. Die vier Bereiche des Neokortex, sog. Lappen (lat.: lobus), sind in folgender Abbildung dargestellt:

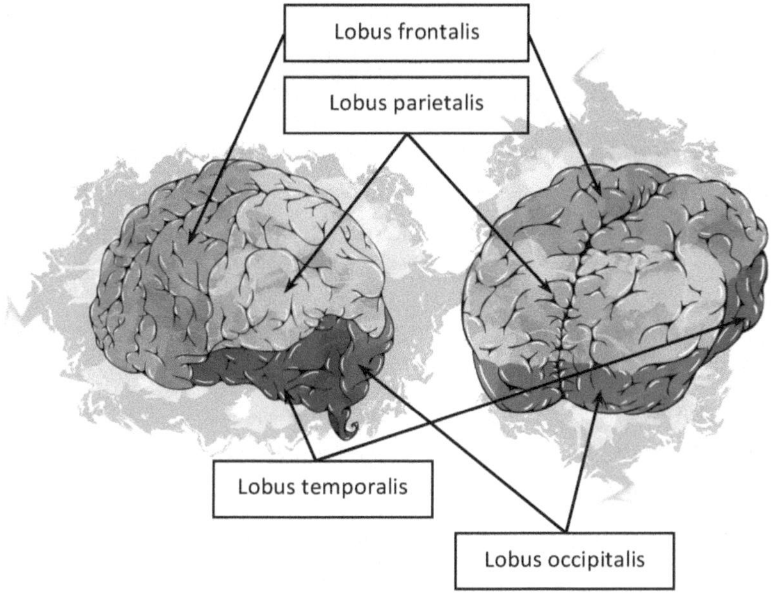

Abb. I.1.1: Bereiche des Gehirns

Hierbei ist die Aufteilung in eine linke und rechte Hemisphäre zu beachten, was dazu führt, dass jeder Lobus entsprechend geteilt ist.

Dispenza (2007) beschreibt die Aufgaben der einzelnen Hirnbereiche wie folgt: Der *Lobus occipitalis* ist der hintere Teil des Großhirns und als visueller Kortex für das optische Sehen zuständig. Er besteht aus sechs verschiedenen Bereichen, die den über die Augen einströmenden Daten-Input sukzessive verarbeiten. Der seitliche Teil beider Hirnhälften (oberhalb der Ohren), der *Lobus temporalis*, übernimmt die akustische Wahrnehmung (auditiver Kortex). Er übersetzt alle Arten von Geräuschen, die wir wahrnehmen, in für uns sinnvolle Muster. Der *Lobus parietalis* liegt auf beiden Seiten oberhalb des Lobus temporalis, sorgt für die Verarbeitung somato-sensorischer Reize und ist somit als somato-sensorischer Kortex für den Tastsinn verantwortlich. In unserer

Betrachtung ist der *Lobus frontalis* von zentraler Bedeutung. Er ist für zielgerichtete Handlungen und Fokussierung der Aufmerksamkeit verantwortlich und dazu in der Lage, neuronale Netze zu rekonfigurieren.

Das Werkzeug, um dies zu bewerkstelligen, ist das bewusste Denken. Der Lobus frontalis, oder genauer: der präfrontale Kortex, ist daher für Vogeley et al. (1999) die neuronale Implementation des Selbst.

Insbesondere der Lobus frontalis interagiert mit anderen Bereichen des Gehirns und ermöglicht somit, wie Ochsner und Gross (2005) ausführen, höhere kognitive Fähigkeiten, wie z. B. das Fällen von Urteilen und Treffen willentlicher, freier Entscheidungen. Der präfrontale Kortex ist für Moll und Moll (1997) neben intellektuellen Fähigkeiten auch mit der Psyche in Verbindung zu bringen. Hier spielen sich unsere Fähigkeiten hinsichtlich Bewusstsein und Selbst-Bewusstsein ab. Der präfrontale Kortex ist der am stärksten aktive Bereich während bewusster Momente und zielgerichteter Konzentration. Dispenza (2007) betont, dass es gerade der Lobus frontalis ist, der es uns erlaubt, die (z. T. unbewusste) Reaktion auf Stimuli sowie klassische Aktion-Reaktion-Muster zu überwinden, die häufig unseren Alltag bestimmen. Sämtliche wiederkehrenden Verhaltensweisen, die auf dem basieren, was wir täglich wahrnehmen, können leicht ohne den präfrontalen Kortex verarbeitet werden.

1.2. Neuronale Netze und das Denken

Überall im Gehirn befinden sich Neuronen (Nervenzellen), die sämtliche Hirnaktivität erst ermöglichen. Neuronen sind über Synapsen miteinander verbunden. Innerhalb der Zelle leitet das Axon (bis zu einem Meter langer Zellfortsatz) elektrische Impulse in Richtung Synapsen weiter, während Dendriten synaptisch übertragene Informationen aufnehmen und verarbeiten. Verbände von Neuronen werden *neuronale Netze* genannt, deren Konfigurationen unser Denken ergeben.

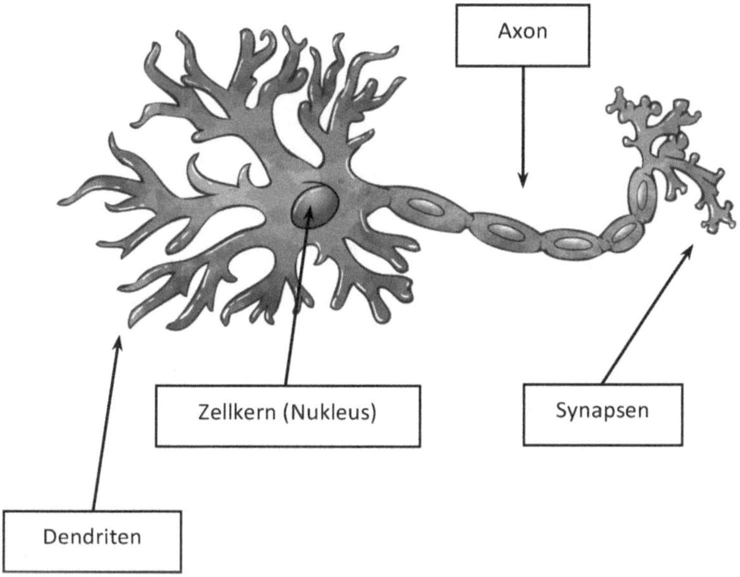

Abb. I.1.2: Neuron

1.2.1. Die Bedeutung neuronaler Netze

In einer Studie von Yue und Cole (1992) wurden Probanden in drei Gruppen aufgeteilt. Die erste Gruppe sollte fünfmal pro Woche eine Kräftigungsübung an einem Finger der linken Hand durchführen (durch Kontraktion und Entspannung), um den Finger zu stärken. Die zweite Gruppe wurde aufgefordert, diese Übung ausschließlich mental durchzuführen, während die dritte Gruppe weder physisch noch mental übte. Es stellte sich wie erwartet heraus, dass diejenigen in der ersten Gruppe im Vergleich mit Gruppe drei eine 30 %ige Kräftigung der Finger aufwiesen. Die zweite Gruppe wies im Vergleich zur dritten

Gruppe eine Zunahme der Fingerstärke um 22 % auf. Die Gedanken hatten also einen messbaren und sogar vergleichbar starken Effekt auf den Körper. Das Gehirn kennt also nicht wirklich den Unterschied zwischen imaginärem, erinnertem Ausführen einer Handlung einerseits und dem tatsächlichem Ausführen der Handlung andererseits.

Der Grund dafür, dass die Probanden aus den Gruppen eins und zwei ähnliche Ergebnisse erzielten, lässt sich wie folgt erklären: Durch das mentale Fokussieren der Probanden aus Gruppe zwei begannen dieselben Neuronen zu feuern wie bei Gruppe eins. Das nachhaltige Feuern von Neuronen bildet ein neues bzw. modifiziert ein bestehendes neuronales Netz. Das von Dispenza (2007) treffend beschriebene Prinzip: Neuronen, die zusammen feuern, verbinden sich (*fire together, wire together*).

In einer Untersuchung von Shackell und Standing (2007) wurde ebenfalls festgestellt, dass das gedankliche Trainieren eine Stärkung von Muskeln zur Folge hat. In dieser Untersuchung wurden die Probanden gebeten, eine muskelorientierte Fertigkeit einzuüben, ohne Muskelkraft einzusetzen, sondern sich nur ein gedankliches Bild von einer erfolgreichen Ausführung der Fähigkeit zu machen. Es wurde eine Gruppe gebildet, die nur mental übte, eine weitere Gruppe, die physisch übte sowie eine Kontrollgruppe, die keinerlei Instruktionen bekam und gar nichts tat. Die mental übende Gruppe übte zwei Wochen lang, jeweils fünfzehn Minuten an fünf Tagen pro Woche, die physisch übende Gruppe bekam identische Trainingsanweisungen. Das Ergebnis der Untersuchung war eine signifikante Muskelstärkung, die durch die Fähigkeit, Gewichte anzuheben, kontrolliert wurde. Beide Gruppen konnten ihre Muskelkraft annähernd gleich stark verbessern.

1.2.2. *Bereitschaftspotential*

In Untersuchungen ist immer wieder gezeigt worden, dass die willentliche Durchführung von Handlungen eine Aktivierung des präfrontalen Kortex zur Folge hat. Dieser Prozess wird vom Bereitschaftspotential begleitet, welches bei Einschränkungen des präfrontalen Kortex herabgesetzt ist (Vogeley et al., 1999).

Das Bereitschaftspotential bezeichnet EEG-Aktivitäten, die bereits vor dem bewussten Durchführen einer Handlung auftreten. Shibaski und Hallett (2006) unterscheiden das *frühe* Bereitschaftspotential, das ca. zwei Sekunden vorher auftritt, und das *späte* Bereitschaftspotential, welches der bewussten Aktion ca. vierhundert Millisekunden vorausgeht. Ersteres wird durch kognitive Aspekte – die Intensität der Absicht und die Güte der Handlungsvorbereitung – beeinflusst, während letzteres aufgrund von Eigenschaften der Handlung – der Präzision, Unabhängigkeit von anderen Handlungen und Komplexität – bestimmt ist.

Man steht also laut Haggard und Libet (2001) zunächst vielen Handlungsalternativen gegenüber (frühes Bereitschaftspotential). Daher werden komplizierte Informationsprozesse notwendig, um diese Entscheidungsaufgabe zu lösen (spätes Bereitschaftspotential). Bewusste Wahrnehmung tritt auf, sobald diese Informationsprozesse durchgeführt werden. Steht die Entscheidung zwischen Handlungsalternativen an und hat das späte Bereitschaftspotential einmal eingesetzt, wird die Entscheidung automatisch gefällt.

1.2.3. *Erlernen neuer Dinge und Gewohnheit*

Die Lobi sind wie bereits erwähnt jeweils auf linke und rechte Hirn-Hemisphäre aufgeteilt. Die neuronale Struktur der rechten Hemisphäre ist prädestiniert, etwas Neues zügig zu erlernen, während die linke Hemisphäre das Neue übernimmt, sobald es zur Gewohnheit wird. Dies wurde in PET-Scans (einem bildgebenden Verfahren aus der Nuklearmedizin) nachgewiesen, indem der Blutfluss im Gehirn untersucht wurde: Wenn die Probanden mit einer neuen Aufgabe konfrontiert wurden, aktivierten sich Bereiche der rechten Hemisphäre; wurde die Aufgabe zur Routine oder wurden die Probanden mit derselben Aufgabe immer wieder konfrontiert, aktivierten sich analoge Bereiche der linken Hemisphäre (Dispenza, 2007).

Einen weiteren Unterschied in der Natur linker und rechter Hirnhälfte zeigt Taylor (2008) auf: So können Menschen mit Verletzungen oder Schädigungen der linken Hirnhälfte oft nicht sprechen, da die Zellen im Sprachzentrum geschädigt sind. Jedoch sind diese Personen dank der noch intakten rechten Hemisphäre sehr gut in der Lage, den emotionalen Gehalt des Gesprochenen zu beurteilen. Ist jedoch die rechte Hemisphäre geschädigt und die linke intakt, wird der emotionale Inhalt oft nicht korrekt bewertet, aber das Gesprochene wortwörtlich genommen, da das non-verbale Gesamtbild nicht gesehen wird.

Die rechte Hemisphäre ist es, die unser Gefühl kosmischer Einheit (darauf kommen wir in Teil II. zu sprechen) wahrnimmt, wo es kein Ego gibt und der innere Frieden beheimatet ist: „Frieden ist nur einen Pulsschlag von uns entfernt, und jeder Mensch hat Zugang dazu, wenn er die Stimme der dominanten linken Hirnhälfte zum Schweigen bringt." (Taylor, 2008) Die linke Hemisphäre nimmt Stimulation aus der Umgebung auf, und während wir die linke Hirnhälfte zum Schweigen bringen, müssen wir diese Stimulation einschränken. D. h., das Gehirn muss „vor überflüssiger sensorischer Stimulation bewahrt werden [...]." (Taylor, 2008) Diese Stimulation ist der Lärm des alltäglichen „Geplappers" von Gedanken, die uns ständig begleiten.

Zum Aspekt des eben genannten Einheitsgefühls ist folgende von Taylor (2008) zitierte Studie interessant: Tibetische (und andere)

Mönche wurden gebeten zu meditieren und ein Zeichen zu geben, sobald sie ein Gefühl kosmischer Einheit wahrnahmen. Folgende neuronale Aktivitätsverschiebung fand statt: Anfangs war eine Abnahme der Aktivität im Sprachzentrum (linke Hemisphäre) zu beobachten. Das Zeichen für das Gefühl kosmischer Einheit war begleitet von einer Reduzierung der Aktivität im Bereich der linken Hirnhälfte, mit dessen Hilfe wir unsere eigenen physischen Abgrenzungen definieren. Ist dieser Bereich heruntergefahren, können wir nicht mehr sagen, wo „wir“ bezogen auf unsere Umgebung anfangen bzw. aufhören. Primär die rechte Hemisphäre ist der Sitz des individualisierten kosmischen Bewusstseins, welches wir in Teil II. kennenlernen werden.

Wichtig ist die harmonische Zusammenarbeit beider Hemisphären: „Ein gesundes Gleichgewicht zwischen den Hälften herzustellen befähigt uns, geistig so flexibel zu bleiben, dass wir Veränderungen begrüßen (rechte Hirnhälfte) und doch konkret unserem Weg folgen können (linke Hirnhälfte).“ (Taylor, 2008)

Doch zurück zum Lobus frontalis: Man weiß zusätzlich, dass bei etwas neu Erlerntem die Durchblutung im gesamten Lobus frontalis maximal ist und abnimmt, je routinierter das ehemals Neue wird – durch beständige Routine wird der gesamte Lobus frontalis also weniger gebraucht (Dispenza, 2007).

Übertragen auf das alltägliche Leben bedeutet das für Dispenza (2007): Wenn wir Entscheidungen basierend auf dem treffen, was wir bereits kennen, wird der Lobus frontalis also nicht angesprochen – es findet kein Akt des freien Willens statt, obwohl wir glauben, uns frei entschieden zu haben. Wir haben uns aber lediglich auf Bekanntes gestützt, es handelt sich einfach um die Wiedererkennung eines Musters. Erst wenn wir Neues zulassen, wird der Lobus frontalis bzw. der präfrontale Kortex aktiviert und eine freie Entscheidung getroffen.

Wird der Lobus frontalis also nicht angesprochen, denkt bzw. handelt man aus Gewohnheit. Diese Wiederholungen entstehen entweder, weil man zielgerichtet etwas lernen möchte oder aufgrund unbeabsichtigter Reaktionen, wenn etwas auf unbewusster Basis erlernt wird. Um die Angewohnheit abzurufen, ist nach Kashy et al. (2002) nur ein minimaler Fokus nötig.

Eine Studie von Kashy et al. (2002) hat gezeigt, dass wir uns zu insgesamt ca. 40 % der Zeit, in der wir aufgrund einer Angewohnheit handeln, dieser Angewohnheit bewusst sind. Da diese 40 % nicht in einem gebündelten Stück auftreten, liegt die Schlussfolgerung nahe, dass bei einer Angewohnheit ein bewusstes Nachdenken nur wenig oder sporadisch stattfindet.

Hierzu argumentieren Kashy et al. (2002), dass dies zunächst vorteilhaft ist, da somit mehr Kapazitäten für andere Aktivitäten, die bewusst durchgeführt werden müssen, frei sind. Nachteilig wird es jedoch dann, wenn Angewohnheiten zum Selbstläufer werden und in Situationen auftreten, in denen sie nicht (mehr) angemessen sind. Ein Beispiel sind gewisse Meinungen, die sich aufgrund vergangener Erfahrungen verselbständigt haben – man reagiert einfach „reflexartig" auf Reize, ohne in Betracht zu ziehen, dass sich diesbezüglich Veränderungen ergeben haben könnten. Problematisch bei unbewussten Handlungen ist auch, dass sie dem Selbstwert nicht zugänglich sind, man sich also hinsichtlich des eigenen Selbstbildes nicht darauf berufen kann.

1.2.4. Lernen durch Assoziation und Wiederholung

Nach dem Gesetz der *Assoziation* greifen wir, wie Dispenza (2007) ausführt, beim Lernen auf Dinge zurück, die wir bereits wissen – wir aktivieren bestehende neuronale Netze. Lernen wir jedoch etwas vollkommen Neues, können wir es nicht in unsere bisher bestehenden neuronalen Netze einflechten. Wir können aber versuchen, einige Neuronen bestehender neuronaler Netze mit Einzelteilen des neu Erlernten zu verknüpfen, so dass sie beginnen zu feuern. Sobald dies geschieht, wird das neu Gelernte eingeflochten und das neuronale Netz kann sich erweitern. D. h., wenn bereits Neuronen feuern, ist es einfacher, neue Informationen einzuflechten. Das ständige Denken derselben Gedanken führt unweigerlich dazu, dass wir empfänglicher für ähnliche Gedanken werden, da diese leichter in bestehende neuronale Netze eingeflochten werden können. Dies mag auch der Grund dafür sein, dass wir Angewohnheiten so schwer abstellen können.

Nach dem Gesetz der *Wiederholung* lenken wir unsere bewusste Wahrnehmung laut Dispenza (2007) auf einen bestimmten Gedanken, das betreffende neuronale Netz wird aktiviert, die Neuronen beginnen zu feuern. Durch den Akt des Wiederholens werden die Verbindungen innerhalb des Netzes fester, was durch in den Synapsen frei werdende Stoffe (insbesondere „neural growth factor“, NGF) ermöglicht wird. Das NGF steuert auch die Freisetzung von VGF („nerve growth factor inducible protein“).

Das VGF hat eine antidepressive Wirkung. Interessant ist auch, dass das Wachstum neuer Nervenzellen durch körperliche Betätigung angeregt wird (v. Hirschhausen, 2009). D. h., wer sich regelmäßig viel bewegt, vielleicht sogar Sport treibt, sorgt für eine größere Anzahl Neuronen, welche wiederum mehr NGF und VGF freisetzen können. Dadurch steigt die eigene Zufriedenheit an, während man gleichzeitig seine neuronalen Netze besser rekonfigurieren kann. Diese beiden Aspekte unterstützen sich also gegenseitig.

1.2.5. Rekonfigurierung neuronaler Netze

Es geht also darum, bestimmte Gedanken zu wiederholen, damit sich neuronale Netze (re-) konfigurieren können. Dies ist gleichbedeutend mit Lernen, und dieses ist gleichbedeutend mit neuen Verbindungen zwischen Neuronen, mit anderen Worten: *Lernen* ist gleichbedeutend mit der *Rekonfiguration* bestehender neuronaler Netze. Erinnern und Wiederholen bedeutet demnach, dass die Verbindungen zwischen den Neuronen bestehen bleiben.

Bei ständigem Fortführen unerwünschter Denkweisen gehen die entsprechenden neuronalen Netze eine feste Verbindung ein – diese Denkweisen werden zur unbewussten Routine und Gewohnheit, so dass sie zu einer Art Selbstläufer werden und man automatisch über sich selbst auf genau diese Art denkt. Es liegt ein fest-verdrahtetes neuronales Netz vor, welches aus unseren wiederholten Denkstrukturen hervorgeht (Dispenza, 2007).

Für Niebur et al. (2002) bestimmt der Fokus unserer Aufmerksamkeit, wie stark Neuronen miteinander feuern. Wenn die Aufmerksamkeit verlagert wird, feuern diese nicht mehr in der bisherigen Weise. Wird die Aufmerksamkeit auf etwas anderes gelenkt, beginnen also andere Neuronen zu feuern. Je stärker die Aufmerksamkeit ist, umso höher ist die Synchronität des Feuerns der Neuronen. Oder anders ausgedrückt: Nur durch Fokussierung können wir ein hinreichend starkes Signal produzieren, um letztendlich eine neue synaptische Verbindung zu bilden.

Dispenza (2007) bringt es auf den Punkt: „Passive stimulation of our brain circuits, without our paying attention to the stimulus and without putting awareness on what is being processed causes no internal changes in the brain. [...] When you pay attention to any one thing, you are putting all your awareness on whatever you are attending to, while ignoring all other information that might be available for your senses to process and your body to feel." Der Lobus frontalis moderiert die anderen Hirnbereiche und bringt sie zum „Schweigen", damit man sich konzentrieren kann. Und je mehr man sich konzentriert, umso intensiver werden neuronale Netze im Hirn „um-verdrahtet", so dass man sich im Lauf der Zeit immer besser wird konzentrieren können.

Wenn wir einen bestimmten Wunschzustand anstreben, muss nach Auffassung von Dispenza (2007) die gesamte Aufmerksamkeit auf dieses Ziel nach innen gerichtet sein und es für uns realer werden lassen als es die Umgebung ist – genau an diesem Punkt findet die Rekonfiguration statt. Sobald der Fokus in Richtung des aktuellen Zustandes geht, kann die Rekonfiguration nicht erfolgen, da wir uns dann wieder in den alten Mustern befinden. Das Fokussieren wird durch den Lobus frontalis ermöglicht, der „anspringt", sobald eine bewusste Entscheidung für den Wunschzustand getroffen wird. Da er eine regulierende Funktion im gesamten Gehirn übernimmt, sorgt er dafür, dass unsere inneren Bilder, die wir vom Soll-Zustand haben, präsent bleiben. Gleichzeitig reduziert der Lobus frontalis die „Lautstärke" störender, immer wieder aufkommender Gedanken.

Der Lobus frontalis regelt die anderen Hirnbereiche herunter und unsere Gedanken werden realer als die Umgebung – das Gehirn verliert buchstäblich das Gespür für Zeit, Umgebung und sogar unseren Körper. Dies erinnert an das sog. „Flow-Prinzip", auf das wir weiter unten zu sprechen kommen.

1.2.6. Grenzen der Wahrnehmung

Wir können nur das wahrnehmen, für das unser Gehirn konditioniert ist, uns mitzuteilen. Folgende von Dispenza (2007) zitierte Untersuchung belegt dies: Man hat zwei Gruppen von Katzen getrennt voneinander aufgezogen, die erste Gruppe in einem Raum mit ausschließlich horizontalen Streifen und die zweite Gruppe in einem mit nur vertikalen Streifen. Die Katzen aus der ersten Gruppe wurden nun in einen Raum gesetzt, indem ein Stuhl stand – sie sind anfangs gegen die Stuhlbeine gelaufen, haben diese also nicht wahrgenommen. Analog die Katzen aus der anderen Gruppe: Sie wurden auf einen Tisch gesetzt und fingen an zu laufen. Dabei fielen sie anfangs vom Tisch, da sie dessen Ende nicht sehen konnten.

Es wurde eine andere von Dispenza (2007) beschriebene Untersuchung zu diesem Thema durchgeführt, in welcher man einer Gruppe negativ eingestellter Personen sowie einer Kontrollgruppe mit „normalen“ Personen in schneller Abfolge deprimierende und schöne Bilder zeigte. Die Gruppe der negativ eingestellten Personen hat sich auf hohem Signifikanzniveau nur an die deprimierenden Bilder erinnert. Sie haben ihre Umgebung in der Art wahrgenommen, wie sie sich beständig fühlten. D. h., Gedanken, die wir lange Zeit immer wieder haben und an die wir uns gewöhnt haben, richten wir irgendwann auf uns selbst. *Was wir denken, trifft uns.*

Dies zeigt auch der von Phillips et al. (2001) empirisch nachgewiesene *Baskerville-Effekt*. In der Studie wurde herausgefunden, dass die Anzahl an Todesfällen bei chinesisch- und japanisch-stämmigen US-Amerikanern aufgrund von Herzversagen am vierten Tag des Monats im Vergleich zu den restlichen Tagen sprunghaft ansteigt. Da im Rahmen der Untersuchung bekannt war, dass cardiovaskuläre Veränderungen aufgrund von Stress auftreten, stellte sich die Frage nach der Stressursache. Es wurde ermittelt, dass speziell Chinesen und Japaner die Zahl Vier mit Tod assoziieren. Dies führt zu einer Form von Stress, die sich in tödlichen Herzproblemen manifestiert.

Erwartungen, wie ein Stimulus sich wohl anfühlen wird, beeinflussen die neuronale Antwort darauf. In Studien konnte gezeigt werden, dass nicht-schmerzhafte Stimuli als schmerzhaft empfunden werden, wenn man diese als solche erwartet. Neuronale Korrelate für solche Erwartungen gehen den erwarteten Emotionen voraus und können mit Hilfe des präfrontalen Kortex beeinflusst werden (Ochsner & Gross, 2005). D. h., eine bewusste Entscheidung dafür, die Erwartungshaltung zu ändern und sie dann tatsächlich zu ändern, führt zu einer entsprechenden Veränderung der betreffenden neuronalen Netze, wodurch sich in der Konsequenz auch die damit assoziierten Emotionen ändern. Mit Emotionen beschäftigen wir uns in Kapitel 2.

Wie stark unsere Erwartungshaltung unser tatsächliches Erleben bestimmt, zeigen auch Untersuchungen von Zimmerman und Bandura (1992). Hier ist herausgefunden worden, dass Ziele umso besser erreicht werden, je stärker man um die eigenen Fähigkeiten weiß bzw. sich ihnen sicher ist – d. h., man ist erfolgreich, wenn man an sich glaubt und den Erfolg erwartet. Bereits eine frühere Studie von Bandura und Cervone (1983) hat darauf hingewiesen, dass diese *Selbst-Effektivität* die Zielerreichung und die Motivation, mehr und bessere Leistung zu erbringen, positiv beeinflusst.

1.2.7. Aktivierung des Lobus frontalis

Wenn wir unter Stress stehen, wird die Aktivität des Lobus frontalis zugunsten des Mittelhirns heruntergefahren – man wechselt sozusagen in einen „Überlebens-Modus“. Man reagiert unbewusst, anstatt die Handlungen bewusst zu planen und durchzuführen. Im Stress werden bestimmte Stoffe freigesetzt, insbesondere Kortisol, welches Hirnzellen im Hippocampus degenerieren lässt. Wie oben erwähnt ist dieser für die Bildung neuer Erinnerungen zuständig – wenn dies nicht mehr möglich ist, verbleibt man in der Routine. Dies ist bei Stress aber sehr häufig gerade das, was man möchte (Dispenza, 2007).

Auch das Immunsystem wird durch länger anhaltenden Stress in seiner Leistung beeinträchtigt: Die Aktivität von Abwehrzellen wird reduziert (de Kooker, 2008). Dazu folgt mehr in Kapitel 2.4.

Neue, unbekannte Erfahrungen oder Gedanken können zu neuen, unbekannten Emotionen führen, so dass das Hirn ebenfalls auf „Überlebens-Modus“ umschaltet, da die neuen, unbekannten Emotionen außerhalb des Gewohnten und „Behaglichen“ liegen (Dispenza, 2007).

Um aus dem „Überlebens-Modus“ in den „Bewusstseins-Modus“ umzuschalten, müssen wir unseren Lobus frontalis aktivieren. Ist er (teilweise oder vollständig) inaktiv, weist man folgende von Dispenza (2007) aufgeführte Symptome auf:

- Lethargie, fehlende Inspiration, Faulheit
- Verlangen nach Routine
- Schwierigkeit zu Fokussieren, inkonsequentes Verhalten
- aus Situationen werden keine Lehren gezogen
- emotionale Labilität bei Störung der Routine
- keine Visualisierung der Zukunft

Diese Symptome können einzeln oder auch gemeinsam auftreten, sie können auch in unterschiedlichen Intensitäten vorliegen.

Eine durch v. Hirschhausen (2009) beschriebene Studie zeigte, dass ein Rückgang der Eigenschaften eines aktiven Lobus frontalis eine politisch konservative Einstellung verstärkt. Da Alkohol aufgrund seiner bekannten Wirkung auf kognitive Fähigkeiten auch kontraproduktiv für die Funktionalität des Lobus frontalis ist, wurden im Rahmen der Studie die Probanden zunächst grob nach ihrer politischen Einstellung (nicht nach Parteipräferenzen, sondern nach einzelnen Positionen oder Meinungen) befragt, um anschließend hinreichende Mengen Alkohol zu konsumieren und sich danach einem Alkoholtest zu unterziehen. Nun wurden sie erneut befragt. Das Ergebnis: Mit steigender BAC (blood alcohol concentration) und dem damit einhergehenden Rückgang von Entscheidungsfähigkeit sowie von zielgerichtetem, bewusstem Denken intensivierte sich eine konservative (politisch „rechte“) Einstellung, welche sich gegenüber einer politisch „linken“ durch ein niedrigeres Bedürfnis an neuen Gedanken auszeichnet, d. h., am Status quo soll wenig oder am besten nichts geändert werden. Mit anderen Worten: „Wenn mit steigendem Alkoholgehalt das Denken langsamer und anstrengender wird, findet man die Welt, wie sie ist, immer besser. Die Überzeugungen werden praktisch automatisch konservativer.“ (v. Hirschhausen, 2009) Dies überrascht nicht, ist doch eine Aktivierung des Lobus frontalis sowie eine Umstrukturierung der neuronalen Netze im Vergleich zum Beibehalten einer „alten“ Denkweise viel anstrengender – es erfordert Veränderung, einen Abschied vom Gewohnten und dies kann zumindest anfangs sehr unbequem sein, sogar als Bedrohung angesehen werden, da es von einer „emotionalen Sucht“ begleitet ist. Dieser Aspekt wird in Kapitel 2.2.2. näher erläutert.

Wie wichtig die Aktivierung des Lobus frontalis ist, zeigt eine weitere von Dispenza (2007) erwähnte Studie, die herausfand, dass eine Verstärkung seiner Aktivität mit einer Reduktion bestimmter Stresshormone einher geht. Wir müssen nur einmal anfangen, und schon kann der Teufelskreis durchbrochen werden – wir kommen dann aus dem „Überlebens-Modus“ heraus.

Der erste Schritt zur Änderung besteht für Dispenza (2007) im Eingeständnis, dass man ein Problem hat. Dann muss man sich selbst beobachten, um herauszufinden, was genau zu diesem Problem führt und warum bzw. inwiefern man aktiv dazu beiträgt, es aufrecht zu erhalten. Es folgt die wirkliche Entscheidung, etwas ändern zu wollen –

den Seinszustand zu ändern. Damit aktiviert sich der Lobus frontalis. Dies ist bei dem alltäglichen „Lärm" in unserem Kopf nicht einfach. Wir müssen bewusst die Lautstärke dieses „Lärms" vermindern, da dieser unsere Konzentrationsfähigkeit einschränkt.

Die folgende Tabelle zeigt typische Erkennungszeichen für einen aktiven bzw. inaktiven Lobus frontalis (Dispenza, 2007).

Lobus frontalis aktiv	*Lobus frontalis inaktiv*
• Intention, Bewusstsein	• fehlende Motivation
• in die Zukunft gerichtete Aufmerksamkeit	• Streben nach Routine und Berechenbarkeit
• Betrachtung von Möglichkeiten	• Unfähigkeit/fehlender Wille zu lernen
• Entscheidungsfreudigkeit	• leicht ablenkbar
• Fokus	• Unorganisiertheit
• Zielgerichtetheit	• Unfähigkeit, Möglichkeiten zu betrachten
• Fähigkeit, aus Erfahrung zu lernen	• Faulheit
• Selbst-Bewusstsein	

Tab. I.1.1: Auswahl an Kennzeichen eines aktiven/inaktiven Lobus frontalis

Nur ein aktiver Lobus frontalis ermöglicht es, einen klaren Gedanken zu fassen, der beinhaltet, wie man sein möchte. Wenn wir uns mental im Wunschzustand befinden und dies zur wichtigsten Sache in unserem Leben machen, beginnen die betreffenden neuronalen Netze, sich zu rekonfigurieren. Dies ist durch *neuronale Plastizität* möglich, auf die wir in Kapitel I.2.8. eingehen. Treten Gedanken in den Vordergrund, die beinhalten, wie der Ist-Zustand aussieht, muss dieser Gedanke unterbrochen werden, um die Rekonfiguration des neuronalen Netzes zu begünstigen – die Neuronen sollen nicht mehr in der bisherigen Form gemeinsam feuern, damit sie nicht mehr fest miteinander verdrahtet sein werden; sie sollen neue Verbindungen eingehen (Dispenza, 2007).

Wir müssen uns darüber klar werden, dass Altes oft weichen muss, damit Neues einen Einzug finden kann. Wir müssen nur erkennen, welche Dinge an Bedeutung gewinnen und welche Entwicklungen durch das Loslassen des Alten bzw. das Auftauchen des Neuen möglich werden. Vopel (2009) schlägt folgende Leitfragen vor, die wir uns dabei stellen können:

- Wie leicht fällt es uns, Altes loszulassen?
- Woran merken wir, dass Neues wichtig wird?
- Was passiert bei Festhalten am Alten?
- Wie viel Vertrauen haben wir in das Leben und in seine Möglichkeiten, kreativ zu sein und Neues zu lernen?

Der zu erzielende Wunschzustand wird sozusagen „mental eingeübt" (*Mental Rehearsing*). Dispenza (2007) betont die Abhängigkeit des Erfolges von der Offenheit gegenüber neuen Informationen und deren Berücksichtigung. Sie sind die Grundlage für Veränderung. Es geht also darum, betretene Pfade zu verlassen. Hierbei dürfen wir uns keine Begrenzungen auferlegen. Wir sind nebenbei bemerkt die einzigen, die wirklich in der Lage sind, uns selbst Begrenzungen auferlegen zu können.

Sobald unsere Aufmerksamkeit nach innen auf das gerichtet ist, was wir sein möchten (und dieses Bild realer für uns wird als die äußere Umgebung), beginnen wir langsam und allmählich, neuronale Netze umzuformen. Entscheidend ist für Dispenza (2007), dass es nicht möglich ist, sich auf etwas Neues zu fokussieren, wenn man sich auf Gewohntes konzentriert, da die neuronalen Netze dann in ihrer bisherigen Form aktiviert werden und feuern. Dabei unterstützt uns jedoch der Lobus frontalis: „When we place our mind solely on a single thought, our frontal lobe can lower the firing frequency of the synaptic connections in the existing neural nets in other areas of our brain. Remember, the frontal lobe has numerous connections to all other parts of the brain, and it controls how the rest of the brain functions, based on what we are attending to. Consequently, our complete attention and focus allows the frontal lobe to mentally hold whatever images we choose, without the interruption of any other associative neural nets." (Dispenza, 2007)

1.2.8. Neuronale Plastizität

Neuronale Netze sind, wenn sie einmal fest-verdrahtet sind, nicht für alle Zeit auf diese bestimmte Konfiguration festgelegt. Sie können ihre Konfiguration jederzeit ändern, auch in fortgeschrittenem Alter. Dies hängt mit Glia-Zellen zusammen, die nicht nur die Übertragungsgeschwindigkeit zwischen Neuronen erhöhen können, sondern auch bei der Formung von Netzen hilfreich sind. Dieser Vorgang ist für Dinge wie Lernen oder Verhaltensänderungen entscheidend. Ohne Glia-Zellen würden Neuronen weniger Verbindungen untereinander eingehen und die hergestellten Verbindungen würden nur schlecht funktionieren (Dispenza, 2007).

Untersuchungen von Schwartz et al. (2005) bestätigen die Neuroplastizität. So ist gezeigt worden, dass unter hinreichender Fokussierung neuronale Netze rekonfiguriert werden können. Diese

Schaltkreise können mit physischen sowie psychischen Zuständen assoziiert sein. Der auf diese Weise am häufigsten aktivierte Hirnbereich ist der Lobus frontalis. Dies ist wenig überraschend, da dieser wie erwähnt für bewusstes und willentliches Handeln verantwortlich ist. Im Rahmen eines derartigen mentalen Trainings ist die besondere Schwierigkeit, die Fähigkeit des Lobus frontalis bzw. des präfrontalen Kortex, zur leidenschaftslosen Selbstbeobachtung zu nutzen. Wird dies erreicht, spricht man von Achtsamkeit oder achtsamer, umsichtiger Bewusstheit.

Zentraler Aspekt der Neuroplastizität ist für Schwartz et al. (2005) die Art und Weise, wie (achtsam oder unachtsam) und worauf die eigene Aufmerksamkeit ausgerichtet wird, auch die Emotionslage ist entscheidend.

1.2.9. Interaktionen zwischen Gehirn und Herz

Das Gehirn kommuniziert mit dem Herzen, wie McCraty et al. (1996) zeigen konnten. Hierzu wurden verschiedene Studien durchgeführt. Eine dieser Untersuchungen zeigte, dass die Hirnwellen mit dem Herzrhythmus in Übereinstimmung gebracht werden, wenn wir einen Zustand von Wertschätzung und Liebe erreichen und halten können. In einer weiteren Studie (McCraty & Atkinson, 1999) wurde bestätigt, dass Hirn- und Herzaktivität bei kohärentem Herzrhythmus synchronisiert werden, was auch positive Effekte auf kognitive Fähigkeiten mit sich bringt. Zusätzlich wurde gezeigt, dass der neurologische Input vom Herz zum Gehirn durch absichtliche positive Veränderung des emotionalen Zustandes beeinflusst wird. Die Folge ist eine positive Beeinflussung der Informationsverarbeitung des Gehirns, während man positive Emotionen erfährt. Tiller et al. (1996) konnten zeigen, dass positive Emotionen neben einem kohärenten Herzrhythmus auch zu einer Abnahme von Stress führen, da andere physiologische Systeme im Körper ebenfalls in Kohärenz gebracht werden.

Interessant ist auch folgender von McCraty und Tiller (1999) gezeigte Zusammenhang: Wenn sich zwei Personen in unmittelbarer Nähe zueinander aufhalten, können elektromagnetische Signale des Herzens der einen Person die Hirnwellen der anderen beeinflussen. Die Hirnwellen beider Personen werden leichter synchronisiert, wenn eine Person einen kohärenten Herzrhythmus aufweist.

2. Emotionen und ihre Neuropeptide

In diesem Kapitel lernen wir Neuropeptide als biochemisches Substrat von Emotionen kennen. Hier ist auch die emotionale Sucht Gegenstand der Betrachtung. Darüber hinaus betrachten wir diesbezügliche Einflüsse auf unsere Wahrnehmung und schließlich gehen wir auf Zusammenhänge zwischen Emotionen sowie Gesundheit ein.

2.1. Grundlagen

Neuropeptide sind Botenstoffe, die von Körperzellen freigesetzt werden, und bestehen aus sehr stark ineinander verhafteten Aminosäureverbindungen (Pert, 2007).

Sie werden primär im Gehirn gebildet (wie in Kapitel 1 erläutert im Hypothalamus) und binden an entsprechenden Rezeptoren im Gehirn, lokale Wirkungen im ganzen Körper (wie z. B. Schmerzlinderung) werden somit vom Gehirn vermittelt (Pert, 2007). Auch die Produktion von Neuropeptiden außerhalb des Gehirns wird so letztendlich vom Gehirn moderiert.

Nach ihrer Freisetzung docken Neuropeptide an Rezeptoren der Zellen im ganzen Körper an, wodurch die Zellen bestimmte Befehle empfangen. Daraufhin ändert sich entsprechend ihr Verhalten. Es folgt ein Feedback, dass mehr oder auch weniger von bestimmten Neuropeptiden benötigt werden. Dies macht Neuropeptide zum biochemischen Substrat der Emotionen; dies sind bewertete Reaktionen auf externe Stimuli oder interne geistige Bilder (Ochsner & Gross, 2005). Da Neuropeptide im gesamten Körper vorkommen, bilden sie ein körperweites Kommunikationsnetzwerk (Pert, 2007).

Neuropeptide kontrollieren gemeinsam mit ihren Rezeptoren weite Teile des intra-zellulären Geschehens im ganzen Körper und somit auch weite Teile unseres Lebens; sie sind die Geist-Körper-Verbindung (Dispenza, 2007). Als Kommunikationsnetzwerk verbinden sie nicht nur Zellen miteinander, sondern auch ganze Organe und Körpersysteme. Ebenso haben sie die Aufgabe, den Körper auf Stimuli mit bestimmten Verhaltensweisen reagieren zu lassen (Pert, 2007).

2.2. Neuropeptide und Gefühle

2.2.1. Neuropeptide als Äquivalent von Emotionen

Gefühle werden von Neuropeptiden ausgelöst, eine erlebte Emotion ist somit „ein Mechanismus zur Aktivierung eines bestimmten neuronalen Schaltkreises – im Gehirn und Körper. Dadurch wird ein Verhalten erzeugt, an dem der ganze Mensch beteiligt ist, einschließlich all der physiologischen Veränderungen, die für dieses Verhalten erforderlich sind“ (Pert, 2007).

Neuropeptide und ihre Rezeptoren sind dafür verantwortlich, wie wir tagtäglich fühlen. Sie sind es, die dem Körper die Signale geben, Hormone auszuschütten oder Organe auf eine bestimmte Weise arbeiten zu lassen, so dass der Körper auf eine bestimmte Weise reagiert.

Beispielsweise ist der gesamte Verdauungstrakt sehr dicht mit Neuropeptiden besiedelt – schließlich spüren wir dort sehr viele unserer Emotionen (Pert, 2007).

Insel und Young (2000) erläutern, dass Neuropeptide das Verhalten regulieren. Nach Hökfelt et al. (2000) sind sie in allen Teilen des Nervensystems vorhanden, somit kommen sie auch in Glia-Zellen vor. Dies ist vor dem Hintergrund von Kapitel 1.2. interessant, denn Glia-Zellen sind bei der (Um-) Formung neuronaler Netze behilflich.

Durch die Neuropeptide und die dazugehörigen Rezeptoren kommuniziert das Gehirn also auf molekularer Ebene mit dem gesamten Körper und umgekehrt. „Stellen wir uns vor, jedes dieser Botensysteme besäße eine spezifische Tonlage, eine Erkennungsmelodie [...], dann wäre die Summe dieser Klänge die Musik, die wir Gefühle nennen." (Pert, 2007)

2.2.2. Emotionale Sucht

Das Konzept der emotionalen Sucht wird von Dispenza (2007) wie folgt beschrieben: Jeder Gedanke resultiert in einer biochemischen Reaktion im Gehirn, welches bestimmte biochemische Signale in den Körper sendet, die den Gedanken übermitteln. So wird der Gedanke zu einer Emotion. Es sind also immer die Stoffe im Körper vorhanden, die zu den vorhandenen Gedanken passen – *man fühlt so, wie man denkt*. Der Körper gibt nun ein Feedback an das Gehirn, dass er auf eine bestimmte Weise fühlt. Das Gehirn produziert dann mehr Gedanken der gleichen Art, damit wiederum korrespondierende Neuropeptide ausgesendet werden – *man denkt so, wie man fühlt*. Es ergibt sich ein Kreislauf, der letztendlich einen bestimmten Seinszustand erzeugt und aufrecht erhält, ein Zustand, der festlegt, wie man ist und sich „standardmäßig" fühlt. Es stellt sich also ein *neuro-emotionales Gleichgewicht* ein.

Die Zellen senden ein Feedback-Signal zum Gehirn zurück, um mitzuteilen, dass diese ganz bestimmten Neuropeptide benötigt werden. Um sie herzustellen, aktiviert das Gehirn die damit assoziierten neuronalen Netze. Durch diesen Kreislauf wird ein bestimmter Seinszustand etabliert.

Wenn man sein ganzes Leben lang eine bestimmte Art von Gefühlen hat, sind das ganze Leben lang die entsprechenden Neuropeptide im Körper unterwegs. Da es eine primäre biologische Funktion unseres Körpers ist, im Gleichgewicht zu sein (Homöostase-Bestreben von Systemen), wird man nun – bewusst und unbewusst – nahezu alle Möglichkeiten wahrnehmen, um dieses Gleichgewicht, welches auf den zellulären Anforderungen (nach den Neuropeptiden) basiert, aufrecht zu erhalten. *Man denkt sozusagen mit dem Körper* (Dispenza, 2007).

Jede Erinnerung ist mit einer Emotion verknüpft. Wenn wir uns erinnern, rufen wir also auch die dazugehörige Emotion ab, und es werden entsprechende Neuropeptide ausgeschüttet, die das Gehirn und den Körper stimulieren. Letztendlich ist jeder Gedanke eine Emotion. Die Gedanken, die wir ständig denken, fühlen sich also gut an – in dem Sinn, dass sie *gewohnt* sind. In den wenigsten Situationen ist man in der Lage, den Fluss der Emotionen anzuhalten. Dies hängt mit *Sucht* zusammen – denn eine Sucht ist etwas, mit dem man nicht aufhören kann. Wenn man einen bestimmten emotionalen Zustand nicht kontrollieren und stoppen kann, muss man süchtig danach sein (Dispenza, 2007).

Der Körper gewöhnt sich an Menge und Art der zirkulierenden Neuropeptide. Jede Unterbrechung dieses Gleichgewichts führt zu Unbehagen. Daher wird man sowohl bewusst als auch (hauptsächlich) unbewusst alles daran setzen, um das gewohnte Gleichgewicht wieder zu erreichen.

Wollen nun immer dieselben Neuropeptide an die Zell-Rezeptoren andocken, beginnt die Zelle, bedarfgerecht Rezeptoren zur Verfügung zu stellen, damit die Anforderungen aus dem Gehirn erfüllt werden können. Wenn sich irgendwann genügend Rezeptoren für bestimmte Neuropeptide an den Zellmembranen befinden, wird die Zelle genau die Neuropeptide anfordern, für die sie Rezeptoren gebildet hat. Die Zelle benötigt also ihren „Schuss", um weiterzuarbeiten (Neuropeptide regen die zellulären Funktionen an). Dies ist ein klares Kriterium für Sucht (Dispenza, 2007).

Wenn irgendwann wegen der begrenzten Zelloberfläche keine weiteren entsprechenden Rezeptoren mehr gebildet werden können, aber immer noch große Mengen passender Neuropeptide eintreffen, reagieren die Rezeptoren nicht mehr, da die Neuropeptid-Flut nicht mehr handhabbar ist – die Zelle fährt Rezeptoren herunter, sie wird desensibilisiert. Es entsteht also ein höherer Bedarf an bestimmten Neuropeptiden, damit die Schwelle erreicht wird, um die zelluläre Aktivität aufrecht erhalten bzw. wieder aufnehmen zu können. Auch hier liegt ein klares Merkmal für Sucht vor, durch die letztendlich auch unsere Fähigkeit des wertfreien Beobachtens vermindert wird oder ganz verloren geht (Dispenza, 2007).

Sobald man nach Auffassung von Dispenza (2007) bewusst beginnt, sein Verhalten zu ändern, beginnt eine Veränderung der entsprechenden neuronalen Netze. Als direkte Folge verändern sich die neuronalen Signale, die vorher ausgesendet wurden, und andere Neuropeptide treffen auf die Zellen im Körper, die daraufhin allmählich ihre Rezeptoren ändern. Somit werden andere Befehle in die Zellen eingegeben. Nebenbei, so hat der Körper grundsätzlich die Fähigkeit, sich selbst von Krankheiten zu heilen, wenn man die entsprechende emotionale Sucht überwunden hat.

Wenn wir uns dazu entscheiden, mit der gewohnten Denkweise zu brechen, um eine neue zu etablieren, wird der Körper zunächst mit einer Art Entzugserscheinung reagieren – es werden impulsive Gedanken oder das Gefühl, eine bestimmte Handlung tätigen zu müssen, hervortreten. Kommen wir dem nicht nach, wird es intensiver und „lauter" werden – der Körper empfindet eine erhöhte Dringlichkeit nach seinem „Schuss" (z. B. nach niedrigem Selbstwert). Dispenza (2007) beschreibt, dass ein innerer Monolog stattfindet, der Körper möchte sein gewohntes Gleichgewicht wieder zurück erlangen, bekommt es aber nicht – sofern wir bei unserer Entscheidung, eine neue Denkweise zu etablieren, bleiben. Nun ist der Körper im Chaos und versucht, gehört zu werden, damit wir irgendetwas unternehmen, um ihm seinen „Schuss" zu geben.

Zuerst muss man sich darüber bewusst werden, dass eine Sucht vorliegt, um sich nicht selbst etwas vorzumachen. Zusätzlich muss man gewissermaßen stur bleiben – und sich nicht in Ausreden flüchten, wie z. B., dass man genau so gut morgen anfangen könne, dass es gerade jetzt aber sehr ungünstig sei, weil man ja gerade jetzt noch mit der-und-der Situation klar kommen müsse oder dass es eine völlig falsche Entscheidung sei, mit der gewohnten Denkweise zu brechen, da man eigentlich doch ganz gut mit der bisherigen Situation klargekommen sei.

Ein klassisches Beispiel ist die Person, die ständig die gleiche Art von Problemen zu haben scheint. Häufig wird dem *zugrunde liegenden Muster* keine Beachtung geschenkt – aber es ist bedeutsam, dass viele Probleme einen gemeinsamen Nenner haben. Man schafft es auch immer wieder, erneut in genau die gleiche Situation zu kommen, weil man die Konfiguration der entsprechenden neuronalen Netze beibehält – man ist sozusagen identisch verdrahtet und neurochemisch gesehen abhängig vom bestehenden Muster und zieht dieses somit ins persönliche Erleben. Die Lösung ist eine Re-Konfiguration, eine „Um-Verdrahtung" der betreffenden neuronalen Netze, um den Seinszustand zu verändern.

Es könnte zur Folge haben, dass man sich wie ein anderer – neuer – Mensch fühlt, da die interne neurochemische Ordnung nicht mehr dieselbe ist. Dies könnte zunächst unbequem werden, weil es ungewohnt ist.

Durch das Denken, die Einstellung und das Treffen einer Entscheidung befehlen wir gewissermaßen selbst, welche Neuropeptide produziert werden. All dies müssen wir ändern, wenn wir die Herstellung anderer Neuropeptide anregen wollen, so dass andere Anweisungen in die Zellen eingepflegt werden können.

2.3. Neuropeptide und Wahrnehmung

Eine hohe Anzahl von Neuropeptid-Rezeptoren ist nach Pert (2007) überall dort anzutreffen, wo Informationen über die fünf Sinne auf das Nervensystem treffen. Alle Neuropeptide können dort andokken und Informationen verarbeiten sowie auf eine bestimmte Art gewichten, so dass spezielle neurophysiologische Veränderungen resultieren. Es werden also in Abhängigkeit davon, welches Neuropeptid an einen Rezeptor andockt, bestimmte Empfindungen für z. B. Hunger ausgelöst, modifiziert, aus dem Alltagsbewusstsein entfernt oder aber sehr hoch priorisiert.

2.3.1. *Neuropeptide und die Außenwelt*

Wie wir unsere Außenwelt wahrnehmen, „wird in sensorischen Schaltstationen gefiltert, die reich an Peptidrezeptoren sind und alle ihre eigene emotionale Schattierung haben.“ (Pert, 2007) Die Rezeptoren sind aber veränderlich – was letztendlich heißt, dass immer eine Möglichkeit der Veränderung besteht. Gefühle regulieren, was wir als Wirklichkeit erleben. Die Entscheidung, inwiefern unser Gehirn Dinge ausfiltert, hängt von den Signalen ab, welche die Peptide an die Rezeptoren geben.

Interne oder externe Ereignisse beeinflussen unsere Gefühle, wie Gross und Munoz (1995) zeigen konnten. Ein biologisches „Emotions-Programm“ startet, das Gefühle erzeugt, und zwar in der Ausprägung, wie das Ereignis wahrgenommen wurde. Durch die Gefühle werden unser Verhalten und auch physiologische Aspekte beeinflusst.

2.3.2. *Äußere Einflüsse und ihre Wirkung auf die DNA*

Bauer (2006) argumentiert, dass Signale, die wir von unserer äußeren Umgebung aufnehmen, auch unsere DNA beeinflussen. Den Mechanismus beschreibt Dispenza (2007): Neuropeptide senden über Rezeptoren ein Signal an die DNA der Zelle. Sie leiten die Zelle an, Teile ihrer DNA zu aktivieren und Proteine zu erzeugen, und zwar gemäß den Anweisungen aus den neuronalen Netzen. Wenn diese Anweisungen immer und immer wieder dieselben emotionalen Zustände sind, beginnt die DNA irgendwann, nicht mehr richtig zu funktionieren: Da aufgrund identischer Anweisungen immer dieselben Teile der DNA aktiviert werden, nimmt die Qualität der hergestellten Proteine sukzessive ab. Werden nun „schlechtere“ Proteine hergestellt, nutzt sich der Körper im Lauf der Zeit (schneller) ab. Dies geschieht auch allmählich beim Prozess des Alterns.

Wenn den Zellen beständig dieselben Befehle gegeben werden, da aufgrund derselben Gefühlslagen identische Neuropeptide freigesetzt werden, fehlen neue Befehle, um andere Teile der DNA zu aktivieren (Dispenza, 2007).

2.3.3. Epigenetik

Bestimmte Proteine des Körpers dienen als sog. epigenetische Marker, welche als „Schalter" auf der DNA sitzen und dort einzelne DNA-Teile aktivieren oder deaktivieren. Dies geschieht ein Leben lang, daher verfügen die Gene über eine kontinuierliche Plastizität. Eltern geben epigenetische Signale an ihre Kinder weiter, und nicht nur die Eltern – epigenetische Signale werden auch von weiter zurückliegenden Generationen weitergegeben und v. a. aus der jeweiligen Umgebung heraus moderiert.

Es gibt neben dem genetischen also auch einen epigenetischen Code, der „von Umwelteinflüssen oder etwa der Nahrung beeinflusst werden kann. Damit wurde erstmals ein Mechanismus erkannt, der beschreibt, wie zum Beispiel der individuelle Lebensstil und das Verhalten, auch erlerntes Verhalten, eines Menschen oder Umweltanpassungen eines Organismus über das Epigenom auf das Genom durchgreift und zudem über mehrere Generationen vererbbar werden kann." (Volkamer, 2009) Die Umwelteinflüsse umfassen nach Volkamer (2009) auch die Psyche und morphische Felder.

Ein morphisches oder *morphogenetisches Feld* ist, wie von Sheldrake (2006) vorgeschlagen, für die Formgebung jeglicher Art von Strukturen in Biologie, Chemie und Physik verantwortlich. „Diese Felder enthalten gewissermaßen unsichtbare Pläne oder Blaupausen für die verschiedenen Organe und für den Organismus als Ganzen. In mathematischen Modellen von morphogenetischen Feldern werden die Ziele des morphogenetischen Prozesses als Attraktoren dargestellt. Diese Attraktoren [...] ziehen den sich entwickelnden Organismus zu den Entwicklungszielen hin. Die Entwicklung einer Maus wird von Mausfeldern, die Entwicklung einer Kiefer wird von Kieferfeldern gestaltet." (Sheldrake, 2006)

Darüber hinaus verfügen morphische Felder aufgrund ihrer Unabhängigkeit von Raum und Zeit über ein immanentes Gedächtnis, mit dessen Hilfe jedes Individuum aufgrund von Resonanz auf ähnliche Aktivitätsmuster zurückgreift und gleichzeitig zur Entwicklung des entsprechenden Feldes beiträgt. Dies bezieht sich auf Verhalten (soziale Gruppen, Vogelschwärme usw.) sowie Wahrnehmungen und geistige Prozesse. Auch auf molekularer Ebene sind morphische Felder wirksam. Sie können aufgrund ihrer Eigenschaften als Quantenfelder angesehen werden (Gegenstand von Teil II.). Die genaue Funktionsweise morphischer Felder ist, wie Sheldrake (2006) beschreibt, nicht gänzlich bekannt, jedoch bestehen experimentelle Nachweise solcher Felder.

Die epigenetischen Aspekte zeigen uns, dass wir nicht „Opfer" unserer Gene sind. Die Gene kontrollieren uns also nicht, sondern sie reagieren auf Anforderungen und Umstände der äußeren Umwelt, so wie wir sie wahrnehmen. Das bedeutet, unsere Wahrnehmung bestimmt letztendlich die Gene. „When a gene product is needed, a signal from its environment, not an emergent property of the gene itself, activates expression of that gene." (Lipton, 2005) Jede Zelle enthält DNA, aber es werden immer nur die Teile aktiviert, die gerade benötigt werden. Dies ergibt sich daraus, wie wir unsere Umgebung wahrnehmen. Unsere Glaubenssysteme sind also weit einflussreicher, als wir bisher dachten.

Dies kann sehr anschaulich am *Placebo-Effekt* beobachtet werden. In Studien zur Wirksamkeit von Medikamenten muss sich der zur Disposition stehende Wirkstoff immer gegen ein Placebo (i. d. R. eine

Zuckertablette) behaupten, wobei laut Lipton (2005) viele Medikamente nicht besser als das Placebo wirken. Weitere von Lipton (2005) zitierte Untersuchungen gehen davon aus, dass beispielsweise 80 % der Wirksamkeit antidepressiver Medikamente auf den Placebo-Effekt zurückzuführen sein könnten. Der Placebo-Effekt reicht aber noch weiter: In einer Studie ist gezeigt worden, dass Patienten, die aufgrund entzündlicher Prozesse im Knie eine bestimmte Operation erhielten, im gleichen Maß gesund werden wie Patienten, an denen die Operation nur „gestellt" wurde. Letztere Patienten wurden ebenfalls sediert, nur wurden bei ihnen lediglich die für den Eingriff notwendigen Schnitte gemacht und anschließend wieder zugenäht. Der Operateur hat auch in diesen Fällen gesprochen und gehandelt, als würde er die Operation tatsächlich durchführen – die Patienten mit der „Placebo-OP" hinterher genau so gesund (Lipton, 2005).

Ebenso wichtig wie der Placebo-Effekt ist der Nocebo-Effekt: Wenn negative Gedanken oder Glaubenssysteme vorherrschen, kann dies den Körper krank machen (Lipton, 2005).

2.4. Psychoneuroimmunologie

2.4.1. Einführung

Jeder Teil des Immunsystems ist, wie bereits erläutert, durch die Sprache von Neuropeptiden mit dem Gehirn verbunden. Diese docken an bestimmten Zell-Rezeptoren an und beeinflussen so das Immunsystem. Der Hypothalamus (und ein Stück weit auch die Amygdala), die, wie oben beschrieben, Emotionen regulieren, sind 40mal stärker als andere Gehirnbereiche mit Neuropeptiden besetzt. Werden diese ausgeschüttet, beeinflusst dies den Körper, das Verhalten, die Aktivität und Anzahl von Immunzellen, insbesondere der Lymphozyten. Da die Reaktion auf Stressoren hier eine Rolle spielt, hängt die Immunreaktion von Stress ab. Zwar kann kurzfristiger Stress die Immunaktivität verbessern, jedoch ist längerfristiger Stress für das Immunsystem ungünstig (de Kooker, 2008).

2.4.2. Stress

Hierbei ist nicht nur psychologischer oder verhaltensbedingter Stress gemeint, physiologischer Stress spielt eine ebenso wichtige Rolle. Wenn dieser das Immunsystem beeinflusst, führt es nach de Kooker (2008) über eine Stressreaktion im zentralen Nervensystem zu einer Reaktion im Gehirn, die unabhängig von der Stressursache (z. B. Infektion oder stressinduzierender Stimulus) identisch ist.

Pert (1988) beschreibt, dass Neuropeptide insbesondere an Rezeptoren von Monozyten andocken. Dies sind Zellen, welche als Teil des Immunsystems im ganzen Körper unterwegs sind. So geben sie diesen Zellen verschiedene Signale und kontrollieren sogar deren Migration innerhalb des Körpers. Monozyten stellen auch selbst Neuropeptide her, und zwar genau dieselben, die im Gehirn zum Kontrollieren von Emotionen hergestellt werden.

Dass Stress, wie von Shi et al. (2003) gezeigt, die Aktivität und Anzahl insbesondere von Lymphozyten beeinflusst, ist besonders interessant, da Lymphozyten über Opioid-Rezeptoren verfügen und auch Opioide produzieren, die den Zelluntergang von Krankheitserregern auslösen. Auch andere Körperzellen, besonders in Gewebe und Organen, auch Neuronen, verfügen über Opioid-Rezeptoren. Damit steht fest, dass Opioide (und ihre Rezeptoren) eine wichtige Rolle in der Kommunikation zwischen Nerven- und Immunsystem spielen.

Das Immunsystem wird vom Gehirn aus beeinflusst, ebenso wie neuronale sowie endokrine Funktionen durch das Immunsystem. Diese Zusammenhänge werden von der Psychoneuroimmunologie untersucht. Dieser Wissenschaftszweig hat die Existenz bi-direktionaler Kommunikationswege zwischen Gehirn und Immunsystem nachgewiesen und hat ebenso gezeigt, dass psycho-soziale Faktoren die Gesundheit beeinflussen (Ader, 2000).

2.4.3. Negative Emotionen und schlechte Gesundheit

Es ist durch Kiecolt-Glaser et al. (2002) nachgewiesen worden, dass negative Gefühle wie chronischer Ärger und feindselige Gefühle sowie Phobien, Depressionen und Ängste derartige Einflüsse haben. Dies führt darüber hinaus zu einem erhöhten Risiko, eine koronare Herzkrankheit (Erkrankung der Herzkranzgefäße) zu erleiden. Negative Emotionen und physische wie psychische Stressoren fördern auch die Bildung von Entzündungen im Körper. Darüber hinaus führt lang anhaltender Stress zu verlängerten Krankheitsdauern.

Zusätzlich zu den direkten psychischen Einflüssen gibt es laut Kiecolt-Glaser et al. (2002) weitere der Gesundheit abträgliche Angewohnheiten wie z. B. zu wenig (oder schlechter) Schlaf, erhöhter Alkoholkonsum oder Konsum anderer Drogen (z. B. Nikotin), schlechte Ernährung und wenig sportliche Betätigung. All dies führt zu nachteiligen physiologischen Veränderungen.

Viele Studien kommen zu dem Ergebnis, dass *Antioxidantien* die stress-induzierte Reduktion von Lymphozyten abwehren können. Die Reduktion der Lymphozyten tritt nach 12stündiger Stressexposition ein (Shi et al., 2003). Hinsichtlich der Heilung von Gewebe zeigen Untersuchungen von Alford (2006), dass die Heilung oberflächlicher Wunden um mindestens 25 % schlechter verläuft. Ebenso wird gezeigt, dass psychische Faktoren die Menge von etwa heilungsfördernden Enzymen im verletzten Gewebe beeinflussen.

Ein Beispiel für die letztendliche Einheit zwischen Emotion und Immunsystem ist folgendes: Wenn Viren den Körper befallen, wollen sie in die Zellen eindringen. Hierfür verwenden sie die gleichen Zell-Rezeptoren wie Neuropeptide. In Abhängigkeit der vorhandenen Menge körpereigener Peptide, die an entsprechende Zell-Rezeptoren andocken können, fällt es dem Virus leichter oder schwerer, in die Zelle einzudringen. Hier sind also die Neuropeptide beteiligt, weswegen die Schlussfolgerung offensichtlich ist, dass die Gefühlslage dafür verantwortlich ist, ob wir einem Virusinfekt erliegen und wie intensiv die Infektion sein wird. In Untersuchungen wurde nachgewiesen, dass „geistige Reize die Physiologie verändern können" (Pert, 2007).

In weiteren von Pert (2007) zitierten Studien konnte gezeigt werden, dass Patienten, die Wut und Ärger unterdrückten bzw. sich dieser Emotionen nicht bewusst waren, sich langsamer erholten als Patienten, bei denen dies nicht der Fall war. Des Weiteren unterlagen erstere Patienten der Selbstverleugnung und waren sich ihrer emotionalen Grundbedürfnisse nicht bewusst – Patienten mit stärkerer Beziehung zu ihren Gefühlen hatten stärkere Immunkräfte und weniger Krankheitszeichen. „Da Gefühlsausdruck immer mit einem bestimmten Peptidfluss im Körper verknüpft ist, bewirkt die chronische Unterdrükkung von Gefühlen eine massive Störung des psychosomatischen Netzwerks." (Pert, 2007)

Bewusstes *Atmen* kann nach Auffassung von Pert (2007) die Menge und Art der Neuropeptide beeinflussen – dass so gut wie jedes Neuropeptid sich auch im Atemzentrum findet, ist ein Hinweis auf die Heilwirkung bewussten Atmens.

Daher ist für Pert (2007) *Meditation* mit Atemübungen eine Hilfe, sich über bewusstes Atmen in die interne Kommunikation des Körpers einzuklinken und bewusst in die biochemischen Prozesse einzugreifen. Was in naturheilkundlichen Methoden als Energie (Qi, Prana) bezeichnet wird, ist der freie Informationsfluss im Körper, für den die Neuropeptide und ihre Rezeptoren sorgen. Ist diese Energie an bestimmten Stellen blockiert und werden Methoden zur Beseitigung dieser Blockaden eingesetzt, wird dieses Freimachen der „Bahnen" als energetisch empfunden, da nun wieder alles ungehindert physiologisch fließen kann (Pert, 2007). Eine Meditationseinheit sollte ca. 20 Minuten andauern. Man spürt den Energiefluss durch den ganzen Körper und atmet dabei ruhig und gleichmäßig, man verfolgt ganz bewusst, wie sich die Lungen füllen. Gedanken und Empfindungen, die kommen, werden zur Kenntnis genommen und wieder losgelassen.

2.4.4. Immunsystem und soziale Kontakte

Es existiert eine Verknüpfung zwischen sozialen Kontakten und Immunreaktionen. Beispielsweise hat eine Studie von Kiecolt-Glaser et al. (2002) gezeigt, dass die Probanden, die einen stärkeren persönlichen Rückhalt bzw. bessere soziale Kontakte hatten, eine stärkere Immunreaktion auf die Gabe eines Impfstoffs hatten. Eine andere Studie wies Kiecolt-Glaser (2002) zufolge nach, dass Probanden mit weniger sozialen Kontakten empfänglicher für bestimmte Viruserkrankungen waren.

Für zwischenmenschliche Beziehungen spielen für Bauer (2006) sog. *Spiegel-Neuronen* eine wichtige Rolle. Dies sind Neuronen, die Dinge speichern, welche bei anderen Personen beobachtet werden. So wird es ermöglicht, dass man diese Beobachtung fühlen und nachahmen kann. Der Organismus ist also von Haus aus dazu geschaffen, Beziehungen mit anderen einzugehen. Wir verfügen über die ureigene Affinität und Zuneigung zu anderen. Dieser Zuneigung sollten wir nachgehen, anstatt den Fokus auf Abneigung und Konflikte zu legen.

2.4.5. *Positive vs. negative Emotionen*

Grundsätzlich sind alle Emotionen als gesund anzusehen, da diese die Verbindung zwischen Geist und Körper erstellen. „Wer diese Gefühle unterdrückt und sie an ihrem ungehemmten Ausdruck hindert, der zerstört die Einheit des Systems und sorgt dafür, dass seine einzelnen Teile gegeneinander statt zusammen arbeiten. Die daraus entstehende Belastung nimmt die Form von Blockaden an, das heißt, die Peptidsignale, die für die Funktionen auf Zellebene sorgen, fließen nur noch unzulänglich durch den Körper und schaffen so die Voraussetzungen für eine Erkrankung. Alle Gefühle sind positive Gefühle." (Pert, 2007)

Der entscheidende Punkt ist das Herauslassen der Emotionen, damit sie nicht vor sich hin gären. Schließlich geht es darum, dass ein Zustand erreicht wird, in dem „negative" Gefühle nur noch eine untergeordnete Rolle spielen.

Untergeordnete Rolle anstatt vollständiger Abwesenheit „negativer" Gefühle deshalb, weil auch Emotionen wie Wut, Angst und Trauer benötigt werden: Wut hilft uns, Grenzen zu ziehen, Angst schützt uns vor Gefahr und Trauer ist zur Verlustbewältigung notwendig. Auch diese Emotionen müssen ausgedrückt und sollten nicht unterdrückt werden (Pert, 2007).

Häufig haben wir negative Gefühle hinsichtlich einer bestimmten Sache einfach nur aufgrund unserer bisher gewohnten diesbezüglichen Sichtweise. Wenn wir uns beispielsweise eine Tätigkeit oder Aufgabe unseres alltäglichen Lebens vorstellen, die wir regelmäßig durchführen (im Beruf, im Haushalt, in der Freizeit usw.) und aufgrund der wir im Allgemeinen gemischte oder negative Gefühle, haben wir die Wahl, diese Tätigkeit oder Aufgabe so zu beschreiben, als würden wir sie gerne und aufgrund liebevoller Erwägungen erledigen. „So kann man z. B. das Geschirr in die Spülmaschine räumen und dabei daran denken, dass dies ein Dienst für die Familie ist, für die Menschen, die man liebt; man kann diesen Akt mit Dankbarkeit begleiten, dass es genug zu essen gab, dass alle satt geworden sind; oder man kann diesen Akt als Gelegenheit für eine kurze Meditation benutzen und sich ganz bewusst auf jedes Objekt einlassen, das seinen Platz in den Geschirrkörben findet." (Vopel, 2009)

Vertrauen dürfte ebenfalls zu den positiven Emotionen führen. Es wird durch das Neuropeptid Oxytocin reguliert. Untersuchungen durch Baumgartner et al. (2008) zeigen, der entsprechende Verhaltenseffekt wird von einer Reduktion der Mittelhirnaktivität begleitet, wobei diese nur durch Oxytocin eintritt. Wir hatten bereits in Kapitel 1.1.1. gesehen, dass das Mittelhirn für Stress- und Angstreaktionen zuständig ist. Das bedeutet (was auch logisch erscheint), dass Stress und Angst abnehmen, während Vertrauen zunimmt.

Eine Studie von Kosfeld et al. (2005) hat – folgerichtig – aufgezeigt, dass Oxytocin auch dabei behilflich ist, Gefühle des Misstrauens und andere dem Vertrauen hinderliche Empfindungen zu überwinden.

2.4.6. Psychosomatik am Beispiel der Chinesischen Medizin

Die hier beschriebenen Zusammenhänge sind nichts anderes als Psychosomatik, von der es viele Formen gibt, so viele wie medizinische Richtungen. Ein Beispiel bildet die Traditionelle Chinesische Medizin (TCM). Hier werden u. a. Analogien zwischen Emotionen und Organen hergestellt, wobei immer zwei Organe, die anatomisch nicht zwangsläufig miteinander in direkter Verbindung stehen müssen, einen sog. Funktionskreis bilden. Die folgend erläuterten Zusammenhänge sind nach Platsch (2000) beschrieben.

Dem Funktionskreis Nieren/Blase wird die Emotion der Angst zugeordnet. Angst dient als Hinweis auf eine drohende Gefahr und führt zu bestimmten physischen Reaktionen, wie z. B. weglaufen oder sich klein machen. Dies dient dem Schutz. Im genannten Funktionskreis kann es zu Beschwerden an Knochen, größeren Gelenken und der Wirbelsäule kommen. Auch verschiedene Ohrenkrankheiten sowie Beeinträchtigungen im Wasserhaushalt werden als typisch angesehen. Diese und andere Beschwerden, die mit Nieren und Blase zusammenhängen, können auftreten.

Dem Funktionskreis Leber/Gallenblase wird als Emotion „die übermäßige oder mangelnde Kontrolle der eigentlich kreativen Wut, die fehlende Abgrenzung und Anpassung, der Verlust des eigenen Lebensraumes sowie das Überschreiten der Grenzen von anderen" zugeordnet. Dieses Thema wird mit Sehnen und Muskeln, die für Dynamik und Bewegung, die Fähigkeit zum Angriff bzw. zur Verteidigung stehen, in Verbindung gebracht. Die Augen gelten als „Öffner" dieses Funktionskreises. Sie erkennen das, was außerhalb von uns ist und ermöglichen ein Abgrenzen sowie distanziertes Betrachten. Aggressionen sowie Feindseligkeiten wirken auf die Gesundheit der Augen. Selbstverständlich können auch Leber und/oder Gallenblase selbst betroffen sein.

Die Emotion des Funktionskreises Herz/Dünndarm ist die Freude. „Die Freude ist die Kraft des Herzens, das Elixier, das das Herz ernährt und es gedeihen lässt." Diese Emotion ist nicht rational und unterliegt keinem Kalkül. Auch das Lachen wird dem Herzen zugeordnet. Freude ist „niemals pathogen". Fehlt sie, so besteht die generelle Gefahr einer Erkrankung. Freudlosigkeit macht z. B. mutlos, ängstlich, ziellos. Organisch sind Herzerkrankungen möglich, auch der Dünndarm kann betroffen sein.

Die Sorge ist die Emotion des Funktionskreises Magen/Milz. Damit ist übermäßiges Grübeln und Nachdenken gemeint, indem man sich in endlosen gedanklichen Verkettungen verirrt. In gewissen Grenzen ist Sorge produktiv: Sieht man sich mit einer schwierigen Aufgabe konfrontiert, müssen verschiedene Lösungsansätze gefunden und gegeneinander abgewogen werden. Ebenso ist die Sorge um Mitmenschen ein wertvoller Charakterzug. Ein Übermaß an Sorge kann zu Gewichtsproblemen (Über-/Untergewicht) führen, Muskelmasse sowie Fett- und Bindegewebe sind betroffen. Die Bildung von Ödemen ist ebenfalls möglich. Gängige Magenprobleme sind hinsichtlich des Themas Sorge ebenso möglich wie Milzbeschwerden, wobei erstere vermutlich häufiger sind.

Der Trauer als Emotion ist der Funktionskreis Lunge/Dickdarm zugeordnet. Dies hängt mit Loslassen zusammen, Dinge, die einem viel bedeuten, gehen zu lassen, wodurch Trauer entsteht. Diese wird nicht selten von Tränen begleitet. Trauer ist eine normale Reaktion auf einen Verlust, jedoch muss danach eine Verarbeitung und Auseinandersetzung mit dem Verlust folgen, wodurch man schließlich in die Lage versetzt wird, sich der neuen Situation anzupassen. Abschied bedeutet Neubeginn. Dieser Funktionskreis ist mit Haut und Schleimhaut assoziiert, die einerseits einen Kontakt zwischen unserem Inneren und der äußeren Umgebung herstellen und andererseits für den Austausch von Stoffen verantwortlich sind. Typische Erkrankungen hinsichtlich des Themas Trauer bzw. Loslassen sind Asthma bronchiale, Bronchitis, Erkrankungen der Nase bzw. Nasennebenhöhlen sowie Hautkrankheiten. Darm- und andere Lungenerkrankungen sind ebenfalls möglich.

Man sieht an diesem verkürzt dargestellten Beispiel der TCM, dass stets plausible und sinnvolle Analogien zwischen verschiedenen Bereichen hergestellt werden können.

3. Positive Psychologie

Glück ist die Standard-Konfiguration, die im Gehirn einmal fest-verdrahtet vorgelegen hat. Nur durch Störungen und Blockierungen im System kommt es zum Unglücklichsein, etwa in Form von Angst, Stress oder Unzufriedenheit (Pert, 2007). Ab einem bestimmten Punkt wird diese Störung bzw. Blockierung „fest-verdrahtet" und damit permanent. An dieser Stelle muss die in Vergessenheit geratene Standard-Konfiguration des Glücks wieder hergestellt werden. Wir haben in den ersten beiden Kapiteln bereits Hinweise erhalten, wie dies bewerkstelligt werden kann. Die Positive Psychologie gibt uns weitere Ansätze, wie wir es uns leichter machen können, die Standard-Konfiguration wieder herzustellen.

3.1. Der Ansatz der Positiven Psychologie

3.1.1. Ziel der Positiven Psychologie

Die Positive Psychologie zielt nach Vopel (2009) im Wesentlichen auf eine Entwicklung von persönlichen Stärken, interpersonellen Skills, Rationalität, Einsicht, Optimismus, Zukunftsorientierung und Verantwortlichkeit. Im Gegensatz zur klassischen Psychologie, welche sich eher um negative Aspekte und Fehlentwicklungen gekümmert hat, möchte die Positive Psychologie, unter Verwendung derselben Techniken, eine andere Orientierung umsetzen: Es wird ein explizit positiver Rahmen geschaffen und die Aufmerksamkeit auf das Potential sowie die eigenen Stärken gerichtet. Es wird also, anders ausgedrückt, nicht primär untersucht, wie Fehlentwicklungen und Unzufriedenheit ausgebessert werden können, sondern welche Aspekte es sind, die glücklich und zufrieden machen. Kurz: Es geht darum, einen anderen Fokus herzustellen. Ein Beispiel:

1 + 1 = 2	2 + 1 = 3	3 + 1 = 4	4 + 1 = 4	5 + 1 = 6
6 + 1 = 7	7 + 1 = 8	8 + 1 = 9	9 + 1 = 10	10 + 1 = 11

Den meisten – vermutlich so gut wie jedem – würde hier sofort auffallen, dass eine der zehn Gleichungen falsch gelöst ist. Dies hängt mit der Fehler- und Defizitfixiertheit zusammen, in der wir aufwachsen. Die Positive Psychologie lenkt den Fokus jedoch auf die Tatsache um, dass neun Gleichungen (das sind 90 %) richtig gelöst sind. Es soll nicht untersucht werden, warum eine Gleichung fehlerhaft gelöst wurde – der Grund für das korrekte Lösen der anderen neun ist Zentrum der Betrachtung.

Entscheidend ist also eine grundsätzlich *positive Herangehensweise*. Wenn wir uns einmal unseren Lebensweg ansehen, ist das Ziel, dass wir erkennen, wie positiv sich das Leben gefügt hat, so dass wir schließlich dort ankamen, wo wir im Jetzt sind. Die eigene Existenz soll als Wunder verstanden werden, was sowohl zu Bescheidenheit als auch Staunen einlädt.

Hierbei schlägt Vopel (2009) z. B. folgende Fragen vor:

- Wie fühlen wir uns, wenn wir über unseren Lebensweg nachdenken?
- Haben unsere Gedanken eine bestimmte emotionale Färbung? Wie sehr gelingt es uns, eine positive Sichtweise einzunehmen?
- Freuen wir uns, dass wir im Hier und Jetzt leben?
- Fällt es uns schwer, uns von Urteilen anderer zu lösen?

Zusätzlich soll nach Auffassung von Vopel (2009) die Positive Psychologie das weit verbreitete Opferdenken („Victimologie“) beenden. Das entsprechende Menschenbild ist von Pathologie und Passivität geprägt, ist es doch die Welt, die auf uns einwirkt und wir lediglich reagieren können. Die so entstehende Opfermentalität und der ständige, zumindest unterschwellig vorhandene Wunsch, Verantwortung nicht bei sich selbst zu suchen, ist jedoch vollkommen fehl am Platz.

Die Positive Psychologie geht auch davon aus, dass man lernen kann, nicht mehr änderbares zu vergeben. Das Erlernen dieses Verhaltens ist für Vopel (2009) im Normalfall notwendig, da wir stets die Neigung haben, auf negative Dinge ebenfalls negativ zu reagieren. Dies hängt mit kulturell und biologisch verankerten Rachetendenzen zusammen. „Aber Rache ist selten gerecht. Die Opfer erleben ihre Verletzung als schwerwiegender, als es der Täter tut. Wenn das frühere Opfer sich rächt, dann hat der Missetäter häufig das Gefühl, dass seine Strafe härter ausfällt als seine eigene Aggression es war. So kann es leicht dazu kommen, dass sich ein Kreislauf der Rache entwickelt, der zu immer mehr Unrecht führt." (Vopel, 2009) Vergebung dient dazu, diesen Kreislauf, der wohl eher ein Teufelskreis ist, zu durchbrechen. Die Tendenz zur Rache soll laut Vopel (2009) zugunsten einer positiven Reaktion bewusst gestoppt werden. Im Lauf der Zeit nehmen Reaktionen in der Negativität ab und in der Freundlichkeit zu.

Die nützliche Wirkung von Vergebung auf die Gesundheit ist empirisch untersucht worden: „Die Resultate deuten darauf hin, dass die Bereitschaft zur Vergebung gesundheitliche Vorteile mit sich bringen kann – weniger Stress, weniger Bluthochdruck, eine bessere Immunreaktion." (Vopel, 2009)

3.1.2. Bereiche der Positiven Psychologie

Der erste Themenbereich der Positiven Psychologie beschäftigt sich mit *positiven Emotionen* bezüglich der Vergangenheit, Gegenwart und Zukunft. Hinsichtlich der Vergangenheit bedeutet dies Zufriedenheit, Erfüllung und Heiterkeit. An positiven Gefühlen in Bezug auf die Gegenwart beschreiben Duckworth et al. (2005) somatische Freuden, d. h. sensorischen Input, sowie komplexe Freuden, d. h. Freuden, die mit Lernen und Ausbildung zusammenhängen. Auf die Zukunft bezogen sind Emotionen wie Optimismus, Hoffnung und Vertrauen relevant.

Die Emotionen bezüglich der Gegenwart teilt Seligman (2003) in Befriedigungen und Freuden auf. Erstere beziehen sich einerseits auf Genüsse, welche über die Sinne aufgenommen werden, und andererseits auf Genüsse, die auf der Anwendung von Erlerntem basieren. Letztere beziehen sich auf Aktivitäten, die Freude bereiten, wie z. B. sportliche Betätigung oder angenehme Unterhaltungen mit anderen. Durch diese Art der Emotionen fühlen wir uns im Fluss. Csikszentmihalyi (1997) beschreibt das sog. *Flow-Erlebnis* als das völlige Aufgehen in einer Situation, so dass Raum und Zeit nicht mehr zu existieren scheinen, während wir Erfahrungen machen, die miteinander in einer Harmonie stehen. In ein Flow-Erlebnis können wir am leichtesten eintreten, wenn wir ein klares Ziel haben, das wir mit Freude erreichen möchten, und wir nicht zweifeln oder mit uns selbst diskutieren, was wie zu erledigen wäre.

Im zweiten Themenbereich geht es für Duckworth et al. (2005) darum, *positive Charakterzüge* zum Vorschein zu bringen, ebenso Stärken und Talente. Positive Charakterzüge werden einer von Park et al. (2006) durchgeführten Studie zufolge weltweit sehr ähnlich benannt, es sind u. a. Güte, Freundlichkeit, Fairness, Ehrlichkeit, Dankbarkeit, Einsicht, Liebe und Humor. Dies ist die große Gemeinsamkeit der Menschen, die es stärker zu betonen gilt. Doch hierfür müsste man die eigenen Grenzen und Hierarchien, die von Familie, Politik, Wirtschaft, Religion und anderen Glaubenssystemen vorgegeben sind, überwinden.

Der dritte Bereich schließlich befasst sich laut Duckworth et al. (2005) mit der Teilnahme an einer *positiven Institution* oder Organisation. Hier stellt die Positive Psychologie die Frage, inwiefern und welche Institutionen/Organisationen das beste der menschlichen Natur nutzen können – positive Charakterzüge und positive Emotionen kommen am ehesten in einer positiven Institution/Organisation zum Vorschein.

3.1.3. Positives vs. Negatives

Das Negative zu beseitigen führt noch nicht zum Glück – die Fähigkeit, Glück zu empfinden ist daher als Ergänzung zur Fähigkeit zu verstehen, Angst, Stress und Ärger zu beseitigen. Positive Emotionen helfen, die somatischen Effekte negativer Emotionen (z. B. erhöhter Blutdruck oder Tachykardie) zu beseitigen. Ebenso helfen sie, stressigen Situationen etwas Positives abzugewinnen. Dies geschieht entweder durch Hoffnung oder durch das Entstehen von „Puffer"-Fähigkeiten wie z. B. Mut, sozialen Fähigkeiten (Kommunikation, Interaktion mit anderen), Einsicht, Authentizität, Beharrlichkeit/Ausdauer, Zukunftsorientierung, Verantwortlichkeit (Duckworth et al., 2005).

Positive Psychologie verneint nicht die Existenz von Stress oder als negativ wahrgenommene Aspekten des Lebens, es soll nichts verharmlost werden. Vielmehr möchte die Positive Psychologie die „andere Seite der Medaille" untersuchen, nämlich Wege, sich glücklich zu fühlen. Es gibt jedoch einen Grund, warum bisher auf das Nicht-Positive fokussiert wurde: Mitgefühl, da man natürlich den Leidenden zuerst helfen möchte – den anderen geht es bereits gut. Jedoch kann ein besseres Verfolgen von Stärken das Leiden bereits vermindern. Dabei müsste es einfach sein, auf positive Dinge zu fokussieren: Eine Studie von Gable und Haidt (2005) zeigte, dass im alltäglichen Leben positive und angenehme Ereignisse *dreimal häufiger* vorkommen als negative und unangenehme. Der Grund, warum trotzdem das Negative präsenter zu sein scheint, liegt darin, dass diese eher die Ausnahme als die Regel sind. Hier leisten die Medien einen entscheidenden Beitrag – z. B. ist der größte Teil der Nachrichten und Zeitungsberichte negativ (und wiederholt sich ständig, wodurch Konditionierungs-Effekte auftreten), während das Positive dort eher vernachlässigt wird. Ein erster Schritt wäre, sich nicht mehr (in der gewohnten Intensität) von dieser Art der Negativität beeinflussen zu lassen. Es gibt so viele positive Aspekte, die aber durch die Fokussierung auf negative fast untergehen.

Ebenfalls interessant ist eine von Duckworth et al. (2005) beschriebene Studie zum Thema Freundlichkeit. Hier wurde eine Probandengruppe gebeten, pro Tag fünf gute Taten zu vollbringen, während eine zweite Probandengruppe die fünf guten Taten auf eine ganze Woche verteilen sollte. Eine Kontrollgruppe unternahm gar nichts in dieser Richtung. Das Ergebnis: Die Probanden, welche die guten Taten pro Tag erbrachten, waren deutlich glücklicher als die Teilnehmer der anderen beiden Gruppen.

Es gibt leider tatsächlich Einwände gegen ein flächendeckendes Vorhandensein von Glück, z. B. „von Bußpredigern, die uns leiden sehen wollen [...] und [...] von Wissenschaftlern, die der Ansicht sind, das Streben nach Glück habe auch negative Auswirkungen. Sie geben unter anderem zu bedenken, massenhaftes Glück lasse sich nur auf Kosten der Freiheit erreichen, und hegen die Befürchtung, dass glückliche Menschen eher passiv und unkreativ seien." (Veenhoven, 2008) Jedoch kommt die Glücksforschung hier zu vollkommen anderen Schlüssen. Veenhoven (2008) führt hierzu aus: Glück steigert Aktivität, Kreativität sowie geistige Offenheit. Glück wirkt lebensverlängernd, es signalisiert dem Organismus, dass alles in Ordnung ist – daher scheinen glückliche Menschen ihr Umfeld günstig zu beeinflussen und über mehr (körperliche und geistige) Ressourcen zu verfügen. Außerdem werden Konflikte zurückgehen, wenn mehr Personen glücklich sind. Wir werden in Teil II. ausführlich sehen, dass wir unser eigenes Glücklichsein auf unsere Umgebung übertragen – dies kann nicht nachteilig sein.

3.2. Geld und Glück

3.2.1. Empirisch gesicherte Zusammenhänge

Veenhoven (2008) zufolge sorgt mehr Geld oder ein „sozialer Aufstieg“ nicht automatisch für größeres Glück (i. S. subjektiven Wohlbefindens). So erklären diese Aspekte in Deutschland lediglich 5 % der Unterschiede im Glücklichsein. Hingegen sind 10 % der Unterschiede auf die Qualität sozialer Beziehungen zurückzuführen und weitere 10 % werden „Glück und Pech“ bzw. „Schicksal“ zugeschrieben. Der größere Anteil mit 30 % ist durch *Lebensfertigkeit* erklärbar, während sogar 40 % der Unterschiede eng mit *intentionalem Handeln* in Verbindung gebracht werden. Letztgenannter Punkt ist besonders wichtig: „Klügere Entscheidungen werden deshalb zu größerem Glück führen. [...] Bei wichtigen Konsumentscheidungen orientieren wir uns oftmals an den Tests der Verbraucherverbände. Bei Lebensentscheidungen könnten wir über eine ähnliche Informationsgrundlage verfügen.“ (Veenhoven, 2008) Denn oftmals schätzen wir die Wirkung unserer Entscheidungen auf die Zufriedenheit völlig falsch ein.

3.2.2. Glück und Einkommen

Binswanger (2003) beschreibt Untersuchungen, in denen der Frage nachgegangen wurde, ob ein höheres Pro-Kopf-Einkommen zu einem stärkeren subjektiven Wohlbefinden führt. Das Ergebnis: Erreicht ersteres ein bestimmtes Niveau, führt dies nicht zu stärkerer

Zufriedenheit. Das bedeutet jedoch nicht, dass Reichtum nicht glücklich macht. Weitere Ergebnisse sagen, dass „[...] die Oberschicht immer glücklicher und zufriedener ist als die Unterschicht. Auf der ganzen Welt empfinden die Menschen tiefe Befriedigung dabei, mehr zu verdienen oder zu besitzen als ihre Kollegen, Nachbarn, Freunde oder Familienmitglieder, denn das bringt sozialen Status." (Binswanger, 2003)

Weiterhin beschreibt Binswanger (2003): Problematisch ist, dass eine Mehrheit der Bevölkerung (wegen ungerechter Lohnverteilung) unterhalb des Durchschnittseinkommens verdient und wegen (teilweise durchaus berechtigtem) Neid gegenüber der Oberschicht unglücklich ist. Andere Forschungsergebnisse weisen darauf hin, dass man sich mit steigendem Einkommen gestresster fühlt und mehr Zeit für als unattraktiv empfundene Tätigkeiten aufbringt. Hingegen machen einfache Dinge glücklich, nämlich Tätigkeiten, die nicht mit steigendem Einkommen und zunehmendem Wohlstand zusammenhängen. Aber für diese einfachen Dinge hat man jedoch mit steigendem materiellen Wohlstand immer weniger Zeit. Man verwendet seine Zeit nämlich lieber für (in Bezug auf Arbeit und Karriere) „lohnende" Dinge – Überstunden, Weiterbildungskurse, sich im Stau oder überfüllten Bussen und Bahnen aufzuhalten. Letzter Punkt ist besonders interessant, weil im Vergleich zu den anderen vielleicht etwas unerwartet: „Die für den Arbeitsweg aufgebrachte Zeit [ist] in den letzten Jahrzehnten ständig angestiegen [...]. Doch gerade das Pendeln zum Arbeitsplatz beeinträchtigt das subjektive Wohlbefinden der Menschen in erheblichem Ausmaß." (Binswanger, 2003) Eine einfache Lösung wäre, aus dem Einkommen mehr Glück und Zufriedenheit herauszuholen. Die sich hier ergebenden Zufriedenheitsdefizite werden in jedem Fall mit an den Arbeitsplatz genommen, wo sie sich dann in Form von Arbeitsunzufriedenheit und niedriger Motivation niederschlagen. Implikationen davon können insbesondere eine Reduzierung der Arbeitsleistung sein, was wiederum nachteilig für den Arbeitgeber ist. Leider wird dies viel zu selten erkannt.

3.2.3. Positive Psychologie in der Arbeitswelt und im alltäglichen Leben

Die Aspekte und Argumente der Positiven Psychologie lassen sich also selbstverständlich auf Unternehmen anwenden. Es ist immer noch ein weit verbreiteter Standard, die Mitarbeiter als passive Ressource anzusehen, der man immer sagen muss, was sie wie zu erledigen haben. Unternehmen fördern dieses passive Verhalten auch noch durch Festhalten an „gewachsenen Strukturen", an denen man nicht rütteln möchte, wobei aber die Partizipation der Mitarbeiter und mehr Kontrolle ihrerseits über ihr Arbeitsleben und hinsichtlich Entscheidungen, die sie direkt betreffen, eine größere Reife des Unternehmens bedeuten würde. Es existieren Beispiele für solche „positiven" Unternehmen, wo sich die Mitarbeiter effektiv selbst organisiert (z. B. selbständige Festlegung der Arbeitszeit, eigenständiges Beschaffen von Material). Henry (2003) argumentiert, dass dies zu *erhöhter Zufriedenheit* führt, da trotz harter Arbeit mehr eigene Kontrolle darüber herrscht, wann und wie gearbeitet wird. Der Ansatz der Positiven Psychologie eignet sich somit gut, um motivationalen Problematiken in Unternehmen zu begegnen.

Nimmt man diese Ergebnisse zusammen, ist die subjektive Zufriedenheit am stärksten durch eine Stärkung der eigenen Lebensfertigkeit und „besseres" Entscheiden zu erhöhen. Hier spielt die Positive Psychologie, die sich wie beschrieben mit der Erforschung positiver Gefühle und Persönlichkeitsaspekte sowie menschenfreundlicher Institutionen (z. B. Familie, aber auch etwa Schulen und Arbeitgeber) beschäftigt, erneut eine wichtige Rolle. Interessanterweise gibt es hinsichtlich öffentlicher Einrichtungen, wie Schulen oder Universitäten, aber auch Arbeitgebern, sehr starke Defizite hinsichtlich der Frage, ob man dort glücklich ist, also ob dort positive Gefühle gefördert werden. In diesem Zusammenhang wird von der Positiven Psychologie gefordert, Anreize zu schaffen, den „Glücks-Output" (Veenhoven, 2008) solcher Institutionen zu steigern, damit man an den Orten, wo man einen Großteil des Lebens verbringt, zufriedener ist. Dieser „Glücks-Output" müsste dann untersucht werden, und „sobald die Unterschiede sichtbar werden, wird es der Markt richten. So werden etwa Eltern einer Schule, in der die meisten Kinder glücklich sind, den Vorzug geben gegenüber einer Schule, wo dies nicht der Fall ist [...]." (Veenhoven, 2008)

4. Notwendigkeit einer Feldtheorie neuronaler Aktivität

Wenn wir uns neuronale Aktivität ansehen, stellen wir fest, dass wir nicht an einer Feldtheorie vorbeikommen. Dies wollen wir uns nun betrachten. Aus neuropsychologischer Sicht besteht nämlich das sog. Bindungsproblem: Man kann das Gehirn mit Hilfe bildgebender Diagnostik untersuchen, während eine mentale Erfahrung gemacht wird und wird dann feststellen, dass grundsätzlich nur bestimmte Areale des Gehirns aktiv sind – während jedoch niemand daran zweifeln wird, dass wir stets einheitliche und ganzheitliche Erfahrungen machen. Dies ist ein klarer Fall von Nicht-Lokalität – eine Eigenschaft, die nach Auffassung von Goswami (2004) nur Quantenfelder haben können. (siehe Teil II.).

Bis heute ist durch die Neurowissenschaft nicht geklärt, wie das Gehirn Bewusstsein erzeugen kann, sprich: Man konnte bisher kein neuronales Korrelat für Bewusstsein bzw. die „Qualia" (bewusste Wahrnehmungen, subjektive Gefühlslagen und Erlebnisqualitäten), finden. Mit Bewusstsein werden wir uns ausführlich in Teil II. beschäftigen.

Dieses neuronale Korrelat stellt Hameroff (2010) mit Hilfe des Conscious-Pilot-Modells dar: Bei bewusster Wahrnehmung tritt ein bestimmtes EEG-Muster auf, das sich aufgrund des Feuerns von Neuronen wie ein kohärentes Feld elektrischer Signale wellenförmig ausbreitet. Dieses Feld liefert eine mögliche Erklärung für die Qualia und wäre als Conscious Pilot interpretierbar. Neben dem Conscious Pilot kann man sich einen „Auto-Pilot" vorstellen, der die Erledigung alltäglicher Dinge moderiert, wie z. B. laufen oder atmen.

Die in Kapitel 1.2.8. erläuterte neuronale Plastizität ist ebenfalls nicht im Detail durch die Neurowissenschaft erklärbar. Diese sich durch bewusste mentale Anstrengung ergebende Veränderung neuronaler Netze ist jedoch vollständig und plausibel mit Hilfe quantenphysikalischer Gesetze (siehe Teil II.) zu erklären, während sie aus „klassischer" Sicht wenig Sinn ergeben. Denn dort ging man noch davon aus, dass alles deterministisch oder auf deterministische Prozesse zurückzuführen ist, sogar Neuroplastizität. Eine wichtige Neuerung der Quantenphysik, worauf wir in Teil II. intensiv zu sprechen kommen, liegt in einem Perspektivenwechsel: Wir sind nicht passive Beobachter einer bereits manifesten Realität, sondern aktive Mitgestalter – die Entscheidung darüber, wie wir denken oder handeln möchten, hat einen tiefgreifenden Effekt auf das physische System, das Gegenstand des Denkens oder Handelns ist. Bewusstsein wird für Schwartz (2005) an dieser Stelle zu einem zentralen Bestandteil der Betrachtung. Wir erhalten hiermit eine Antwort, wie genau solche neuronalen Veränderungen verursacht werden.

4.1. Verzögerte Wahrnehmung

In Experimenten von Libet (2006) wurde entdeckt, dass ein sensorischer Input erst bis zu 500 ms nach der entsprechenden neuronalen Reaktion des betreffenden sensorischen Kortex bewusst wahrgenommen wird. Diese Zeit nimmt mit der Intensität des sensorischen Inputs ab. Jedoch wird diese Zeitverzögerung selbst nicht wahrgenommen, obwohl neuronale Aktivität bis zu 500 ms notwendig ist, bis der Input wahrgenommen wird. Diese Aktivität entspricht dem in Kapitel 1.2. erwähnten *Bereitschaftspotential*. Die eigentlich zeitverzögerte Wahrnehmung erscheint subjektiv ohne Verzögerung. Hier muss ein bestimmter Mechanismus vorhanden sein, der die verzögerte Wahrnehmung zeitlich (um diese bis zu 500 ms) zurückprojiziert.

Dieses Phänomen der Zeitverzögerung bis zur bewussten Wahrnehmung eines Stimulus und die anschließende zeitliche Rückprojizierung kann nur mit einem quantenfeldtheoretischen Ansatz vollständig erklärt werden. Diesen werden wir in Teil II. erörtern.

4.2. Psychonenfelder und Quantenzustände in Neuronen

Die Aktivität von Synapsen hängt von der Aktivität der Endstellen der Axone ab, welche an den Synapsen enden. Synapsen sind die Verbindungsstellen zwischen Neuronen, an denen die Übertragung von Signalen eines Axons auf ein anderes Neuron stattfindet; ein Axon ist der Fortsatz eines Neurons. Auch innerhalb einer Synapse findet eine Weiterleitung eines Impulses statt – diese Impulse werden hier jedoch nicht regelmäßig weitergeleitet sondern, wie Wolf (1989a) argumentiert, in einer quantenphysikalischen, probabilistischen Weise: Innerhalb der Synapsen müssen also probabilistische Quantenfelder vorhanden sein, die das weitere Vorgehen beeinflussen. Ändert sich ein Quantenfeld in einem Teil der Synapse, wird der Impuls an den nächsten weitergeleitet. Die Änderung geschieht durch (mentale) Intention. Zusammenfassend können wir festhalten: Mentale Ereignisse verursachen neuronale Ereignisse, indem erstere zu Veränderungen in Quantenfeldern führen.

Wie wir in Teil II. noch sehen werden, herrschen auch in Neuronen Quanten-Zustände vor, durch die in Korrespondenz stehende Neuronen gemeinsam feuern und als „ein großes Neuron" (Hameroff et al., 2002) interpretiert werden können.

Libet (2006) argumentiert, dass nur eine *Feldtheorie* das simultane Feuern mehrerer Neuronen im Verband angemessen erklären kann: Die Neuronen sorgen gemeinsam auf der „materiellen" Ebene für bewusste Wahrnehmung, jedoch ist deren Erfahrung einheitlich und integrativ. Diese Eigenschaft des Geistes kann man sich als Feld vorstellen, in welchem bestimmte Neuronenbündel jeweils einen bestimmten mentalen Vorgang oder mentales Ereignis repräsentieren. In diesem Zusammenhang kam Libet (2006) auf die Idee, ein solches Neuronenbündel als „Psychon" zu bezeichnen; ein „Psychonenfeld" wäre für die Integriertheit einer mentalen Erfahrung verantwortlich.

In Teil II. werden wir sehen, dass Quantenfelder u. a. nicht-lokal, d. h., nicht auf einen einzelnen Ort begrenzt, sondern überall gleichzeitig vorhanden sind. Ebenso werden wir sehen, dass das Gehirn über holographische Eigenschaften verfügt – Gedanken sind ebenfalls nicht-lokal. Es liegt nahe, dass ein nicht-lokaler Gedanke ein lokales Gehirnareal aktiviert – wenn Gedanken nicht-lokal sind, aber trotzdem irgendwann einmal von irgendjemandem gedacht werden, müssen sie sich irgendwann lokal niederschlagen, indem sie bestimmte Gehirnareale aktivieren.

Wir sehen also die Notwendigkeit, eine quantenfeldtheoretische Herangehensweise zu wählen, um alle Phänomene vollständig erklären zu können. Daher werden wir sozusagen als direkte Fortsetzung im anschließenden Teil II. die Quantenphysik näher beleuchten und tiefer liegende Ebenen betrachten.

5. Zusammenfassung: Der neuro-emotionale Ansatz

Der neuro-emotionale Ansatz nutzt Erkenntnisse aus der Neuropsychologie, Psychoneuroimmunologie sowie Positiven Psychologie. In diesem Ansatz gehen wir davon aus, dass wir durch einen bestimmten Seinszustand geprägt sind, der aus zwei Seiten besteht.

Zum einen liegen im Gehirn bestimmte Konfigurationen neuronaler Netze vor, die aufgrund von Angewohnheiten „fest-verdrahtet" und somit schwer änderbar sind. Durch nachhaltiges Einüben neuer Denk- und Verhaltensweisen können wir neuronale Netze aufgrund des Prinzips der Neuroplastizität rekonfigurieren. Es handelt sich hierbei vom Grundsatz her um eine Umgewöhnung: Das bisherige Denken und Verhalten ist eine Angewohnheit, und nun geht es um eine Umgewöhnung, die durch eine bewusste Entscheidung initiiert werden muss. Hierfür ist eine bestimmte Region des Gehirns, der Lobus frontalis im präfrontalen Kortex, zuständig, welchen wir direkt ansprechen und aktivieren müssen.

Zu den relevanten neuronalen Netzen gibt es stets emotionale Entsprechungen, die durch die Produktion bestimmter Neuropeptide bestehen. Die durch sie vermittelten Emotionen werden als Befehl oder Signal in sämtliche Zellen Ihres Körpers eingegeben. So wird das Verhalten der Zellen beeinflusst, wodurch sich auch psychosomatische Implikationen ergeben.

Durch eine bestimmte Konfiguration auf Seiten der neuronalen Netze und das Vorhandensein direkt entsprechender Neuropeptide wird ein bestimmtes neuro-emotionales Gleichgewicht etabliert.

Die ausgeschütteten Neuropeptide ändern sich – d. h. andere Informationen werden in die Zellen des Körpers eingegeben –, wenn sich die entsprechenden neuronalen Netze ändern. Dies ist durch o. g. bewusstes Einüben einer neuen Denk- und Verhaltensweise realisierbar. Schließlich stellt sich ein neues neuro-emotionales Gleichgewicht ein.

Da viele Ansätze durch eine Fokussierung auf negative Aspekte gekennzeichnet sind, nehmen wir die Positive Psychologie zur Hilfe, um eine Fokusverschiebung auf positive Aspekte (Stärken, Talente sowie positive Charaktereigenschaften) zu fördern.

Teil II. Die quantenphysikalische Sichtweise

Nun gehen wir als Fortsetzung von Teil I. einen Schritt weiter: Was ist es letztendlich, das neuronale Netze rekonfiguriert? Was lässt Neuropeptide bzw. Emotionen entstehen? *Bewusstsein* – es bildet das Fundament von allem.

Albert Einstein sagte, man kann Probleme nicht mit dem gleichen Bewusstsein lösen, das zu ihrer Entstehung beigetragen hat. Man muss also seine Bewusstseinslage ändern, oder genauer: erweitern – denn die meisten Probleme entstehen aufgrund einer zu eng gefassten Bewusstseinslage. D. h. bildlich gesprochen: Verfügen wir über ein Bewusstsein, das die Größe einer Murmel hat, dann ist die Wahrnehmung ebenfalls so „groß" wie eine Murmel, das Sehen und Hören ist nur so „groß" wie eine Murmel. Die Lösung ist, die Murmel zu vergrößern. Sehr kurz gefasst geht es darum, dass wir uns der Fülle von Möglichkeiten öffnen und uns aktiv am Prozess beteiligen. Während in der klassischen Betrachtung die Wahrnehmung nicht erweitert, sondern auf mehr oder weniger derselben Ebene modifiziert wird, ist nun die Erweiterung in unserer Betrachtung der wesentliche Punkt. Damit geht die Übernahme von Verantwortung einher, da wir an der Entstehung unserer Probleme einen viel stärkeren Anteil haben, als wir bisher glaubten – so auch an deren Lösung.

In diesem Teil werden wir uns einleitend mit grundlegenden quantenphysikalischen Phänomenen beschäftigen. Dies mag zunächst ungewohnt erscheinen, da diese Phänomene unserem Alltagsverständnis i. d. R. widersprechen. Darüber hinaus sehen wir uns einige Interpretationen der Quantenphysik an, ebenso physikalische Vereinheitlichungsschritte bis hin zur Superstring-Theorie und einer holographischen Betrachtungsweise. Dann ziehen wir Parallelen zu einer philosophischen Sicht. Später betrachten wir explizit das Gehirn vor einem quantenphysikalischen Hintergrund, auch das Thema Meditation werden wir aufgreifen.

1. Grundlegende Phänomene in der Quantenphysik

Die Quantenphysik stellt eine Abkehr von wesentlichen Prinzipien der klassischen Physik dar. Während in letzterer Gesetze für die makroskopische Welt, wie wir sie tagtäglich erleben, gelten, wie z. B. das Gravitationsgesetz oder die Gesetze der Thermodynamik, beschäftigt sich die Quantenphysik in ihrer Urform mit der atomaren und subatomaren Welt, in der andere – auf die makroskopische Welt übertragbare – Gesetze gelten, wie wir im folgenden sehen werden.

Die Kritik an der klassischen Physik war, dass sie Objektivität vorgibt, indem sie sagt, unsere Umgebung existiere immer unabhängig von uns (präexistente Realität) und wir seien von ihr getrennt. Mit dieser Betrachtung können wir jedoch nicht erkennen, dass wir mit unserem Bewusstsein eng mit der Realität verbunden sind – wie wir sehen werden, sind wir von der Welt und auch voneinander nicht getrennt, so dass wir mehr Verantwortung tragen, als wir evtl. wahrhaben wollen.

1.1. Das Doppelspalt-Experiment

Das Doppelspalt-Experiment wird von Zeilinger (2005) wie folgt beschrieben: Ein monochromatischer (z. B. roter) Lichtstrahl wird durch den schmalen Spalt einer ansonsten undurchsichtigen Platte geschickt. Als Resultat sieht man auf einem in den Strahlengang eingebrachten Schirm einen Streifen. Wird ein zweiter identisch breiter Spalt nahe genug daneben hinzugefügt, entsteht ein Muster sich abwechselnder heller und dunkler Streifen. So wurde die Annahme, es handle sich bei

Licht um eine Welle, experimentell untermauert, während man bis dahin dachte, es bestehe nur aus Teilchen, sog. Photonen. Die Begründung für das Streifenmuster liegt in Interferenzen: Die dunklen Streifen kommen durch sich gegenseitig auslöschende Wellen zustande (destruktive Interferenz), die hellen Streifen resultieren aus sich gegenseitig verstärkenden Wellen (konstruktive Interferenz).

Werden bei diesem Experiment nun mit Hilfe einer „Photonenkanone" einzelne Photonen nacheinander durch den Spalt geschickt (um zu verhindern, dass es evtl. zu Informationsübermittlungen zwischen den Photonen kommt), resultiert wie vorher ein einzelner Streifen. Im Fall des Durchschickens einzelner Photonen durch den Doppelspalt ergibt sich nun überraschenderweise wieder ein Interferenzmuster. Hierbei sind die dunklen Stellen solche, wo keine Photonen hingelangen, während die hellen Streifen Häufungspunkte für Photonen sind. Die Frage ist: Wie können Photonen (also einzelne Teilchen) ein Interferenzmuster erzeugen, und warum bilden sie nicht lediglich zwei Streifen? Die Schlussfolgerung ist, dass auch einzelne Photonen eine Wellennatur besitzen.

Doch was geschieht, wenn wir mit Hilfe eines Messgerätes nachsehen, durch welchen Spalt das Photon geht? Nun offenbart es sich als Teilchen: Es passiert den einen Spalt oder den anderen oder gar keinen. Sendet die „Photonenkanone" nun dauerhaft Lichtteilchen aus, entstehen als Resultat zwei Streifen entsprechend der beiden Spalte auf dem Schirm. Wird jedoch keine „Ortsmessung" vorgenommen, offenbart sich das Photon als Welle: Es geht durch beide Spalte gleichzeitig, wodurch das Interferenzmuster zustande kommt (Goswami, 2007).

Das Doppelspalt-Experiment wurde, wie von Zeilinger (2005) erläutert, auch für massive (Materie-) Teilchen, wie Elektronen und Neutronen (2.000mal schwerer als Elektronen), durchgeführt. Mit

Atomstrahlen wurde das Experiment ebenfalls durchgeführt, wobei die oben erläuterten Ergebnisse auch hier jeweils eintraten. Also handelt es sich auch bei Materie letztendlich um Wellen. Schließlich wurde die sog. Schrödinger-Gleichung entwickelt, die Wellengleichung für Materie.

Folgende Abbildung zeigt den grundsätzlichen Versuchsaufbau des Doppelspalt-Experiments.

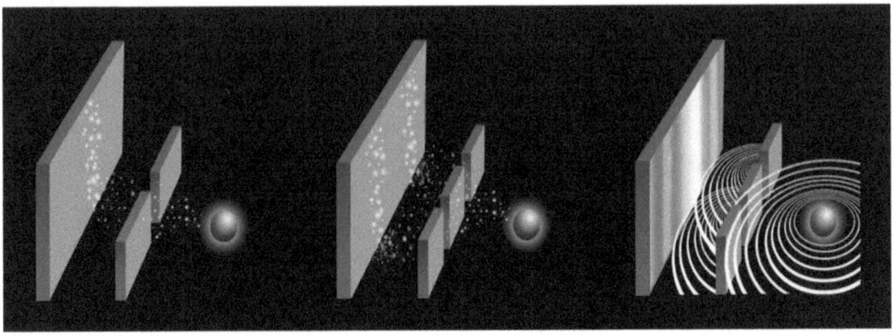

Abb. II.1.1: schematischer Aufbau des Doppelspalt-Experiments

1.2. Neues Doppelspalt-Experiment

Im Rahmen einer Weiterentwicklung des Doppelspalt-Experiments durch Buks et al. (1998) konnte gezeigt werden, dass nicht nur die Frage, ob gemessen wird oder nicht, ausschlaggebend für das Verhalten des Elektrons als Welle oder Teilchen ist – es wurde ebenfalls gezeigt, dass die *Intensität der Messung* verschiedene Abstufungen einer Interferenz, bis hin zum vollständigen Streifenmuster, zur Folge hat.

Im Rahmen dieses Experiments wird ein Elektronenstrahl durch ein Hindernis mit einem Doppelspalt geschickt. Als Messgerät dient ein sog. „Welcher-Weg-Detektor“, der an beiden Spalten zum

Messen eingesetzt wird. Die Fähigkeit des Detektors, Elektronen zu messen, ist durch die Experimentatoren veränderbar.

Buks et al. (1998) konnten zeigen, dass die reine Anwesenheit des „Welcher-Weg-Detektors“ keinerlei Einfluss auf den Elektronenstrahl nimmt. Erst die Platzierung des Detektors in die Nähe eines der beiden Spalte führt zu Veränderungen im Verhalten der Welle – wird nun die Fähigkeit des Detektors zur Messung der Elektronen verbessert, beginnt das Interferenzmuster zu verschwinden; wird die Messfähigkeit des Detektors hingegen verschlechtert, verstärkt sich das Interferenzmuster wieder. Offensichtlich scheint der Vorgang des Messens die zunächst als Welle auftretenden Elektronen zu „stören“, so dass eine Dekohärenz auftritt, die ab einem bestimmten Schwellenwert so stark wird, dass die Elektronen sich als Teilchen offenbaren.

1.3. Quantensysteme

Man spricht beim Phänomen der Interferenzmuster von *Quantensystemen* oder *Quantenfeldern*, die man sich gedanklich wie Wellen vorstellen muss. Es handelt sich allerdings nicht um Materiewellen. Mathematisch werden sie durch sog. Quantenwellenfunktionen dargestellt.

Mit Hilfe einer Quantenwellenfunktion lässt sich die Wahrscheinlichkeit errechnen, dass sich ein Teilchen an einem bestimmten Punkt auf dem Schirm befindet. Wird eine Messung durchgeführt, findet sich das Teilchen natürlich an einer bestimmten Stelle, aber die Quantenwellenfunktion liefert zunächst eine Überlagerung aller möglichen Zustände – eine *Superposition*.

Alle potentiellen Möglichkeiten überlagern sich, sind aber nicht additiv – sie interferieren, da sie Wellennatur haben (Stapp, 2007). Wir sehen also, dass eine Superposition ein „gemischter“ Zustand ist, der stark von den klar definierten Zuständen abweicht, die wir im Alltag kennen. Eine Superposition beinhaltet keinen klar definierten Zustand, sondern eine kohärente Überlagerung aller möglicher Zustände, u. U. sogar eine Überlagerung potentieller Objekte.

Die Superposition hat laut Zeilinger (2005) so lange Bestand, wie das betrachtete Quantensystem hinreichend von der Umgebung abgeschirmt ist, wenn also keine wesentliche Information darüber vorhanden ist bzw., im Doppelspalt-Experiment, keine wesentliche Information über den Weg des Photons vorhanden ist. Die betreffende Information kann durch Nachsehen bzw. durch Messung beschafft werden, wodurch aber eine Interaktion des Quantensystems (z. B. des Photons) mit der äußeren Umgebung entsteht. Dadurch bricht die Superposition zusammen bzw. das Interferenzmuster geht verloren, das Quantensystem bzw. die Superposition wird dekohärent.

Zeilinger (2005) sieht es als entscheidend an, dass im Doppelspalt-Experiment das Interferenzmuster der Wellen auftritt, da diese destruktiv oder konstruktiv interferieren (was die Ursache für das entsprechende Muster ist). Diese Interferenzen sind aber nur dann möglich, wenn die Wellen regelmäßig und gleichartig schwingen, so dass vollständige destruktive bzw. konstruktive Interferenzen überhaupt erst möglich sind. Ist dies der Fall, liegt eine vollständige Kohärenz vor.

Eine *Superposition von Materiewellen* „has been observed for massive particles such as electrons, atoms and dimers [= Moleküle bzw. deren Verbünde] […]." (Arndt et al., 1999) Ebenso wurde sie durch Arndt et al. (1999) hinsichtlich C_{60}-Molekülen (dies sind aus Kohlenstoffatomen bestehende, relativ große und massive Moleküle) festgestellt.

Durch o'Connell et al. (2010) ist eine Superposition experimentell sogar im makroskopischen Bereich nachgewiesen worden. In dem betreffenden Experiment wurde ein von der Umgebung isoliertes 30 µm langes Metallpaddel an einen speziellen elektrischen Stromkreis angeschlossen und mit Hilfe bestimmter Frequenzen in Schwingung versetzt. Anschließend wurde das Paddel auf eine Temperatur nahe des absoluten Nullpunkts (welcher bei -273°C liegt) heruntergekühlt. Bei Erreichen dieser Temperatur verfügte das Paddel über keine ausreichende Energie mehr, um eine Vibration verursachen zu können. Mit Hilfe des elektrischen Stromkreises wurde dem Paddel nun ein kleiner Stoß versetzt, und es begann zu schwingen. Als nächstes wurde der Stromkreis elektronisch so konfiguriert, dass eine Superposition aus „anstoßen" und „nicht anstoßen" bestand, und an das Paddel angeschlossen. Mit Hilfe exakter rechnergestützter Messungen konnte dann gezeigt werden, dass das Paddel *gleichzeitig* in einem Zustand des Schwingens und Nicht-Schwingens war. Der Grund, warum in unserer im Alltag sichtbaren Umgebung trotzdem keine Superpositionen beobachtbar sind, liegt an ihrer starken Komplexität, durch die jede Kohärenz durch äußere Einflüsse sehr schnell und leicht hinreichend dekohärent wird.

Ein Experiment von Friedman et al. (2000) zeigte ebenfalls eine Superposition im makroskopischen Bereich auf. Es wurde ein bestimmtes Gerät gebaut, dessen wesentlicher Bestandteil eine superleitende Drahtschleife war. Mit Hilfe elektrischer Spannung konnten Magnetflüsse im und gegen den Uhrzeigersinn erzeugt werden. Mit weiteren technischen Mitteln wurde unter Abkühlung auf Temperaturen nahe dem absoluten Nullpunkt eine Superposition von Magnetflüssen in beide Richtungen erzeugt.

Das lokale Vorhandensein ein und desselben Photons an zwei Orten darf nicht mit einer Superposition verwechselt werden – die Photonen werden beobachtet, wenn die Superposition (die ja vor der Beobachtung besteht) längst kollabiert ist.

In einem Experiment von Hessmo et al. (2004) ist es tatsächlich gelungen, ein solches Teilchen an zwei Orten gleichzeitig zu sehen. Hierzu wurde ein Photon aufgeteilt, so dass es entlang zweier Wege in verschiedene Richtungen weiterging. Da das Photon selbst nicht gemessen werden konnte – dies hätte die Quantenwellenfunktion zum Kollaps gebracht –, sendete man ein zweites Photon, teilte es ebenfalls, so dass es auf beiden Wegen zu Überlagerungen kam. Die Interferenz beider Photonen wurde herangezogen, um das erste Photon auf beiden Wegen nachzuweisen, indem das zweite Photon das erste jeweils verstärkte.

Doch zurück zur Quantenwellenfunktion: Sie wird durch den Akt des Messens zum Kollaps gebracht, es resultiert ein singuläres Ereignis, hier ein Teilchen an einem bestimmten Ort. Da das Messgerät selbst mit Teilchen arbeitet (sie werden durch das Messen ausgestrahlt), erscheint es logisch, dass auch hier eine Quantenwellenfunktion bestanden haben muss, die zum Kollaps gebracht wird, aber durch wen oder was? Hier gelangt man, wie Pratt (1997) ausführt, in letzter Konsequenz zum *bewussten Beobachter* – dieser bringt die letzte Quantenwellenfunktion zum Kollabieren und erzeugt somit eine Realität. In dieser Betrachtung nimmt ein Teilchen keine bestimmten Eigenschaften an, nur wenn es mit einem Messgerät interagiert – wohl aber, wenn das Gemessene im Geist eines bewussten Beobachters bemerkt wird.

Die *Interaktion des Objekts mit dem Beobachter* ist auch für Capra (1975) entscheidend: Wir beobachten nicht das Objekt an sich, sondern die Eigenschaften des Objekts, die uns aufgrund unserer Fragestellungen sichtbar werden. Hierbei entscheidet der Beobachter allein, ob und wie er den Messvorgang arrangieren möchte – und genau diese Konfiguration bestimmt die Eigenschaften des beobachteten Objekts. Wenn der Messvorgang oder das Experiment verändert wird, ändern sich die Eigenschaften des Objekts gleichermaßen. Wir können also nicht die Rolle eines objektiven Zuschauers einnehmen, sondern werden vielmehr in die Welt, die wir beobachten, hineingezogen, da wir die Eigenschaften eines beobachteten Objekts beeinflussen. Folgerichtig schlägt Capra (1975) vor, das Wort „Beobachter“ besser durch das Wort „Teilnehmer“ zu ersetzen.

1.4. Hardys Paradoxon und die verzögerte Entscheidung

Dieses Gedankenexperiment sieht folgenden Aufbau vor: Ein Lichtstrahl wird geteilt und durch zwei identisch lange Arme gesendet, so dass beide (jeweils mit Lichtgeschwindigkeit) dieselbe Strecke zurücklegen. Am Ende beider Arme werden beide Lichtstrahlen wieder zusammengeführt, so dass sie interferieren. Nun werden am Ende beider Arme zwei Detektoren aufgebaut, und zwar so, dass am ersten Detektor beide Lichtstrahlen konstruktiv interferieren, während am zweiten Detektor eine destruktive Interferenz vorliegt – entsprechend würde der erste Detektor etwas anzeigen, der zweite jedoch nicht. Dies ist das sog. *Mach-Zehnder-Interferometer.*

Würde man in einen der beiden Arme ein kleines Hindernis einbringen, das den Strahl stört (der Weg wird länger), gäbe es eine Verschiebung in der Interferenz und der zweite Detektor würde ebenfalls etwas anzeigen. Folgende Abbildung zeigt den Versuchsaufbau.

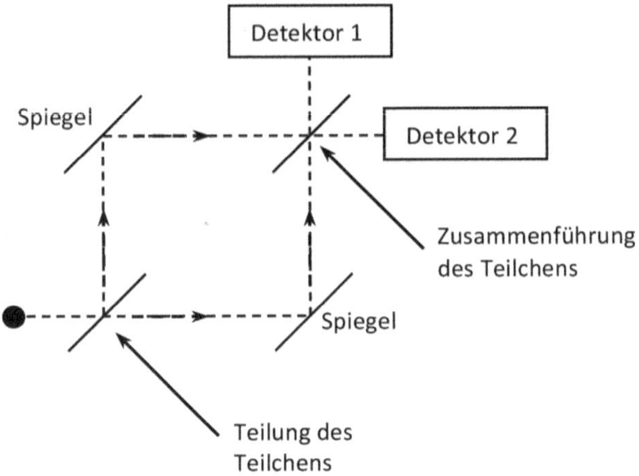

Abb. II.1.2: Mach-Zehnder-Interferometer (1)

Das Gedankenexperiment sieht vor, dass ein einzelnes Elektron geteilt und durch die beiden Arme gesendet wird. Da es unterwegs nicht beobachtet wird, verhält es sich wie eine Welle, so dass ein Interferieren möglich ist. D. h., man wird auch hier im ersten Detektor eine konstruktive und im zweiten eine destruktive Interferenz feststellen.

Nun nehmen wir an, wir würden zwei Mach-Zehnder-Interferometer nebeneinander aufbauen, so dass sich ein Arm des ersten mit einem Arm des zweiten Interferometers kreuzt. Genau dies haben Lundeen und Steinberg (2009) durchgeführt. Sie sendeten ein Elektron durch das erste Interferometer und ein Positron durch das zweite (ein Positron ist das „Anti-Teilchen" des Elektrons, beide löschen sich bei Begegnung gegenseitig aus). Folgende Abbildung (in Anlehnung an Lundeen und Steinberg, 2009) zeigt den geänderten Versuchsaufbau.

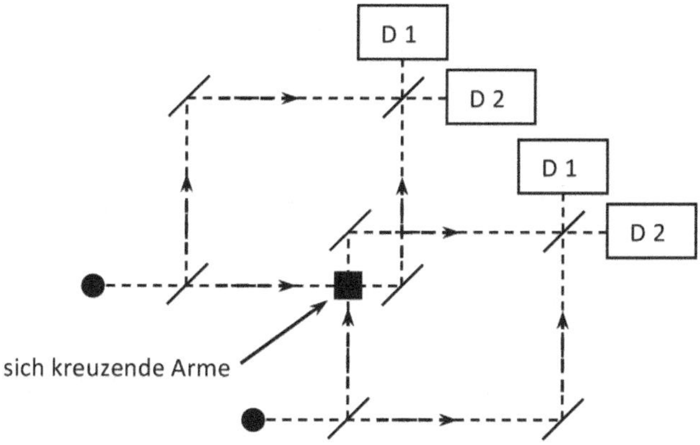

Abb. II.1.3: Mach-Zehnder-Interferometer (2)

Lundeen und Steinberg (2009) argumentieren nun wie folgt: Wenn in beiden Interferometern jeweils die Detektoren 2 etwas registrieren, haben Elektron und Positron interferiert und trotzdem „überlebt“. Dieses Paradoxon wurde experimentell untersucht. Hierbei fand man heraus, dass die Detektoren 2 tatsächlich ansprechen. Die Folgerung: Das Elektron und das Positron müssen sich wirklich begegnet sein und beide „überlebt“ haben, denn ansonsten hätten die Detektoren 2 nichts registriert. Mit Hilfe der sog. *schwachen Messung* wurden die Wege der beiden Teilchen bestätigt.

Bei einer schwachen Messung ist nach Vaidman (1996) die Interaktion zwischen Messgerät und Quantensystem so gering, dass sich der Zustand des Systems nicht signifikant ändert. Es kommt zwar zu einer Dekohärenz, aber bei einer schwachen Messung bleibt der aktuelle Zustand des Quantensystems erhalten.

Eine Durchführung dieses Experiments mit zwei Photonen erbrachte identische Ergebnisse (Yokota et al., 2009).

Wheeler (1983) schlug eine ähnliche Versuchsanordnung vor, das Experiment der *verzögerten Entscheidung*: Betrachten wir Abbildung II.1.2 und stellen uns vor, wir senden ein einzelnes Photon aus, das sich dann aufspaltet, um durch beide Arme zu wandern. Wie oben erläutert, zeigt das Photon seine Wellennatur. Um das Photon als Teilchen sichtbar werden zu lassen, verzichten wir auf die Zusammenführung (oben rechts in Abbildung II.1.2), so dass es zu keiner Interferenz kommt. Nun wird Detektor 1 bzw. Detektor 2 ansprechen, womit der zurückgelegte Weg durch beide Arme aufgezeigt wird. Treffen wir nun die Entscheidung darüber, ob die Zusammenführung stattfinden soll oder nicht, im „allerletzten Moment" (genauer: 10^{-12} Sekunden vorher), hat das Photon den Punkt, an dem es geteilt wird, längst hinter sich gelassen. Jedoch ergibt sich bei Durchführung dieses Versuchs, dass sich immer die Wellennatur zeigt, wenn die Zusammenführung stattfindet. Andererseits zeigt sich das Photon immer als Teilchen, wenn wir die Zusammenführung unterlassen. Die Frage ist: Wie kann das Photon vorher wissen, ob die Zusammenführung stattfinden wird oder nicht? „Noch ehe wir das Photon beobachten, spaltet es sich in zwei Wellenpakete auf (eine Gruppe für jeden der beiden Wege). Für das Photon sind es aber nur Pakete von Möglichkeiten, Potentialitäten [...]." (Goswami, 2007) Es wirkt die Nicht-Lokalität: Da zwei Wege vorhanden sind, teilt sich das Photon immer, allerdings „nur" potentiell. Sobald wir uns dazu entscheiden, die Zusammenführung geschehen zu lassen oder nicht, kollabieren wir damit die Wellenfunktion – dies ist ein nichtlokaler Einfluss auf den Teil, der den anderen Weg eingeschlagen hat, wodurch dieser eben nicht mehr beobachtbar ist.

Der Grund, warum sich das Photon zu Beginn aufspaltet, liegt darin, dass es dort nicht beobachtet wird und sich somit nicht manifestieren kann: „No elementary phenomenon is a phenomenon until it is a registered (observed) phenomenon. [...] We are inescapably involved in bringing about that which appears to be happening." (Wheeler,

1983) Diese Sicht bedeutet einen Bruch mit unserem Alltagsverständnis, dass alles vollkommen unabhängig von unserer Beobachtung bestehe.

Was ergibt sich aus alldem? „Useful as it is under everyday circumstances to say that the world exists 'out there' independent of us, that view can no longer be upheld. There is a strange sense in which this is a 'participatory universe'." (Wheeler, 1983)

Wir sehen bereits, dass Bewusstsein in das Geschehen involviert sein muss, jedoch werden wir diesen Aspekt in Kapitel 3. intensiver betrachten.

1.5. Schrödingers Katze

Dieses zum Klassiker gewordene makabere Gedankenexperiment des *Katzen-Paradoxons* wurde entwickelt, um das Phänomen der Superposition, die wie oben erwähnt experimentell gezeigt werden kann, bildlich zu beschreiben. Zeilinger (2005) erläutert den Zusammenhang folgendermaßen: Der Hauptakteur dieses Gedankenexperiments ist eine Katze, die gemeinsam mit einem radioaktiven Atom in einem Behältnis eingesperrt ist. Das Atom hat eine 50 %ige Wahrscheinlichkeit des Zerfallens innerhalb einer bestimmten Zeitspanne. Zusätzlich befindet sich dort ein Geiger-Zähler, der beim Zerfallen des Atoms reagiert und einen Hammer auslöst, welcher einen Giftbehälter zerschlägt. Zerfällt das Atom, verliert die Katze ihr Leben; zerfällt das Atom nicht, bleibt die Katze unbeschadet.

Die beiden Zustände „Atom zerfällt" und „Atom bleibt intakt" befinden sich zunächst in Superposition (dies entspricht dem Doppelspalt-Experiment, wo der Weg des Photons unklar war). In Analogie sind die Zustände „Katze lebt" sowie „Katze lebt nicht" in Superposition. Sehen wir nach, finden wir eine lebende oder nicht lebende Katze vor.

Noch interessanter wird es, wenn wir ein weiteres Paradoxon, *„Wigners Freund"*, betrachten. Nach Goswami (2007) geschieht hierbei folgendes: Anstatt uns selbst sieht nun ein Freund nach, wie es der Katze ergeht und berichtet uns hinterher, was er festgestellt hat. Es stellt sich die Frage, ob die Katze am Leben war oder nicht, als der Freund nachsah. Und was geschieht, bevor er uns seine Beobachtung mitteilt? Die erste Möglichkeit ist, dass die Superposition erhalten blieb, als der Freund die Katze beobachtete – womit wir aber im Prinzip unterstellen, dass der Freund während seiner Beobachtung in einem unbewussten Zustand war, und zwar so lange, bis wir ihn fragten. Das hieße, das Bewusstsein des Freundes wäre ohne unser Eingreifen nicht in der Lage, eine Entscheidung zu treffen. Irgendwie ergibt dies aber keinen Sinn. Eine andere Möglichkeit besteht darin, dass wir und unser Freund gleichzeitig nach der Katze sehen. Nun drängt sich die Frage auf, wessen Entscheidung die ausschlaggebende ist. Und was passiert, wenn beide widersprüchliche Entscheidungen treffen?

Das Paradoxon kann wie folgt gelöst werden: Wir „ersetzen" den Freund durch ein Messgerät. „Denn an einer kurzweilig im intermediären Zustand verharrenden Maschine ist nichts Paradoxes oder Umwerfendes, im Gegensatz zu der Beobachtung durch ein bewusstes Lebewesen, die, wie die Erfahrung lehrt, etwas Maßgebliches hat. Denn mit der Beobachtung durch ein bewusstes Wesen manifestiert sich die materielle Realität in einem eindeutigen Zustand." (Goswami, 2007) Das bedeutet, die sich aus der Wellenfunktion ergebende Information ist mitteilbar: Wenn jemand zu einem bestimmten Zeitpunkt nachsieht und uns das Ergebnis mitteilt, können wir zu einem späteren Zeitpunkt nachsehen und werden dasselbe Ergebnis feststellen.

Bewusstsein kommt für Wigner (1983) im Rahmen der quantenphysikalischen Betrachtung eine andere Rolle zu als einem (unbewussten) Messgerät: Zwar werden quantenphysikalische Ereignisse mit Hilfe klassischer Instrumente gemessen, jedoch erfolgt die letztendliche Registrierung durch das Bewusstsein, wenn dieses die entsprechende Information aufnimmt. Der Inhalt des Bewusstseins ergibt die manifestierte Realität. Auch für London und Bauer (1983) ergibt die bloße Verbindung eines Objekts mit einem Messgerät noch keine Messung: Diese besteht nur dann, wenn das Messgerät beobachtet wird. Ohne bewussten Beobachter würde sich an der Quantenwellenfunktion nichts ändern. Ein anderer Beobachter wird allerdings am Messgerät dasselbe feststellen.

Das Paradoxon besteht nur, wenn wir davon ausgehen, dass unser Bewusstsein von dem des Freundes getrennt ist. Gehen wir aber von einem alles umfassenden *nicht-lokalen Bewusstsein* (einem einheitlichen Subjekt) aus, mit dem wir uns in Kapitel 3. beschäftigen, kommt es gar nicht zum Paradoxon. Die zugrunde liegende „Singularität des Bewusstseins ist etymologisch und orthographisch erhalten geblieben. Die sprachliche Existenz solcher Begriffe wie ‚ich' und ‚mein' führt uns in eine dualistische Falle. Weil wir von uns so sprechen, als seien wir von allem separiert, denken wir auch so." (Goswami, 2007)

Wenn wir davon ausgehen (und dies ist naheliegend), dass die Katze selbst Bewusstsein hat, ergibt sich aus Sicht von Goswami (2007) die Frage, wie sie die Situation erlebt. Die Katze war sich vermutlich während ihres Aufenthalts in der Kammer, zumindest zwischendurch, darüber bewusst, dass sie lebt – sie hat sich selbst beobachtet und die Wellenfunktion zum Kollabieren gebracht. In der Zeit zwischen den Beobachtungen war jedoch die Superposition vorhanden. Dies ist ein diskontinuierlicher Prozess, der allerdings als kontinuierlich wahrgenommen wird.

1.6. Heisenbergsche Unschärferelation

Die Heisenbergsche Unschärferelation setzt Ort sowie Impuls eines Teilchens zueinander in Beziehung, und zwar derart, dass man es sich aussuchen muss, ob man entweder Ort oder Impuls exakt bestimmen möchte. Beides simultan zu beobachten ist nicht möglich, die Genauigkeit des einen geht auf Kosten der Genauigkeit des anderen.

Für Goswami (2007) bedeutet dies bezogen auf das Doppelspalt-Experiment:

1. Wird die Position des Elektrons zu einem bestimmten Zeitpunkt beobachtet (d. h. gemessen), ist bekannt, ob es durch den einen, den anderen oder keinen Spalt gegangen ist. Der Ort ist eindeutig bestimmt, während Impulsunschärfe herrscht: Der weitere Weg des Photons ist unbekannt. Es wird irgendwo auf dem Schirm auftreffen.
2. Wird das Elektron nicht wie in 1. beobachtet, verhält es sich wie eine Welle, geht also durch beide Spalte. Der Ort ist nicht bestimmt, es herrscht Ortsunschärfe, während der weitere Weg des Photons bekannt ist – es geht als Welle durch beide Spalte und trifft als Interferenzmuster auf den Schirm. Es können mit Hilfe dieses Streifenmusters weiterführende Berechnungen hinsichtlich der Wellenlänge durchgeführt werden. Das Interferenzmuster wird jedoch durch den Akt des Beobachtens, durch welchen Spalt das Photon gegangen ist, zerstört. Es bilden sich dann wieder zwei Streifen, die aber nicht auf eine Welle zurückzuführen sind, weswegen dann auch keine Wellenlänge bestimmbar ist.

Goswami (2004) argumentiert, dass die Unbestimmtheitsrelation auch auf *Gedanken* anwendbar ist, was deren Quantennatur sichtbar macht: Wir können entweder den Inhalt oder die Richtung (d. h. Assoziation) eines Gedankens bestimmen. Konzentriert man sich auf einen dieser beiden Aspekte, scheint der andere zu verschwimmen. D. h., wenn wir uns auf den Inhalt eines Gedankens konzentrieren, verlieren wir die Richtung, in die der Gedanke geht. Wenn wir aber andererseits assoziieren, werden wir nicht in der Lage sein, die Inhalte eines einzelnen Gedankens zu benennen.

1.7. Verschränkung und Nicht-Lokalität

Die Verschränkung lässt sich nach Zeilinger (2005) anhand eines Gedankenexperiments erklären: Ein Teilchen, das keinen Spin (Drehmoment) aufweist, zerfällt in zwei kleinere Teilchen, die in entgegengesetzte Richtungen geschickt werden. Wird nun an einem der Teilchen der Spin gemessen, weist dieser entweder in die eine oder andere Richtung. Jedoch zeigt sich der Spin erst, wenn er gemessen wird, vorher liegt er nicht fest. Das andere Teilchen erhält dann, unabhängig von der Entfernung zum anderen Teilchen, den exakt gegenläufigen Spin.

Zwei Teilchen, die aus einem einzigen entstehen, stehen also miteinander in Verbindung. Geschieht etwas mit dem einen, geschieht ohne Zeitverlust das gleiche mit dem anderen – die Teilchen sind korreliert, genauer: polarisationskorreliert, d. h., der Spin des einen Teilchens hängt mit dem Spin des anderen Teilchens zusammen.

Die Verschränkung wirft laut Zeilinger (2005) aus Sicht der klassischen Physik die Frage auf, ob die Teilchen bereits Informationen in sich tragen oder diese auf irgendeine Weise austauschen, die zu dem soeben geschilderten Ergebnis führen. Es wären versteckte Parameter, sog. verborgene Variablen, denkbar. Diese müssten jedem Teilchen sagen, welches Messresultat auftreten soll, wenn die Messung durchgeführt wird. Die versteckten Parameter am ersten Teilchen müssen demnach vollkommen unabhängig von denen am zweiten Teilchen sein, wenn das Lokalitätsprinzip aus der klassischen Physik gilt. Dieses besagt, dass die Eigenschaften eines Systems (hier: eines Teilchens) allein durch sich selbst sowie u. U. die direkte Umgebung festgelegt sind.

Diesbezüglich wurde die sog. Bellsche Ungleichung entwickelt. Sie sollte die Lokalität der verborgenen Variablen nachweisen und beschreiben. Jedoch konnten Aspect et al. (1981) in einer eng an obiges Gedankenexperiment angelehnten Untersuchung zeigen, dass die Ungleichung verletzt wird, also nicht gilt. Die Lokalität kann nicht mit Hilfe von verborgenen Variablen bestätigt werden – auch sie müssten *Nicht-Lokalität* aufweisen. Dieser Zusammenhang wurde bekannt als das Bellsche Theorem. Im genannten Experiment konnte gezeigt werden, dass es zwischen korrelierten Teilchen signallos übertragene Einflüsse gibt. Die Messung an einem Photon hat eine Auswirkung auf das „Partner"-Teilchen, und zwar ohne den Austausch von Signalen oder sonstigen Informationen.

Entscheidend ist im Experiment von Aspect et al. (1981), dass die Photonen zunächst keine Polarisation haben. Diese tritt erst auf, wenn sie beobachtet werden. Vor der Beobachtung liegt eine Superposition beider Polarisationen vor, die im Moment der Beobachtung kollabiert.

Beide Photonen verhalten sich also als *Welle*, bis eines von ihnen beobachtet wird. Wird ein Photon beobachtet, übt der Kollaps dieser Wellenfunktion den Kollaps der anderen aus, was ein nicht-lokaler Einfluss ist. Der Kollaps der einen Welle verursacht nicht-lokal den Kollaps der anderen.

Vor der Beobachtung liegt das sog. Quantenobjekt sozusagen in Form einer Welle vor, die sich nicht an einem bestimmten Ort befindet, sondern „überall" ist – dies ist Nicht-Lokalität. Durch die Beobachtung kollabiert die Welle und ein bestimmter Zustand manifestiert sich. Aufgrund der Verschränkung sind die Teilchen nicht unabhängig voneinander.

Diesen Zusammenhang verdeutlicht Talbot (1992): Es bestehen die gleichen Wechselbeziehungen wie zwischen zwei unterschiedlichen Bildern ein und desselben Fisches, der in einem Teich schwimmt und von verschiedenen Seiten aufgenommen wird. Betrachtet man die Bilder einzeln, so scheinen zwei voneinander getrennte Fische zu existieren, jedoch auf einer Ebene kosmischer Einheit (hier: Kosmos = Teich) sind die beiden Fische *Eins*. So sind auch die Photonen auf eine fundamentale Einheit zurückzuführen. Verschränkte Teilchen sind nur auf den Dimensionen getrennt, die wir alltäglich erfahren, jedoch sind sie Eins auf einer „höheren" (fundamentalen) Dimension. Ähnlich argumentiert Powell (2009) hinsichtlich Zwillingen, denen man stets eine besondere Verbindung zuschreibt; sie verbringen im Mutterleib eine gewisse Zeit als Eins, und dieses Einssein verhindert wohl das spätere Getrennt-Sein im Alltag.

Die Nicht-Lokalität hat eine wichtige Implikation: „We do live in a quantum world in which far-apart aspects are linked in ways quite contrary to the mechanistic conception of nature postulated by classical mechanics." (Stapp, 2007)

Eine Untersuchung von Radin (2002) zur Verschränkung ist interessant: Es ist bekannt, dass Hunde oft genau zu wissen scheinen, wann ihre Herrchen/Frauchen nach Hause kommen, wobei diese Fähigkeit manchmal schwächer oder gar nicht vorhanden ist. In der Untersuchung wurde eine telepathische Verbindung zwischen dem Probanden, einem Hund, sowie seinem Herrchen unterstellt, die mal besser und mal schlechter war. So wurden über zwei Jahre Videoaufzeichnungen des Hauseingangsbereichs gemacht und ausgewertet, wobei es Situationen gab, in denen das Herrchen planmäßig oder auch spontan heimkam. Es wurden zeitgleiche äußere Einflussfaktoren, insbesondere das Erdmagnetfeld und die Sonnenaktivitäten aufgezeichnet. Hinsichtlich der Präzision der Vorahnung des Hundes, wann sein Herrchen heimkommen würde, ergab sich folgendes Ergebnis: Die telepathischen Fähigkeiten nehmen ab, wenn es stärkere Sonnenaktivitäten (Sonnenwinde) gibt und das Erdmagnetfeld in der Folge stärkeren Schwankungen unterliegt. Ist das Erdmagnetfeld homogen, steigen die telepathischen Fähigkeiten. In jedem Fall scheint eine telepathische Verbindung zu bestehen, was auf eine Verschränkung von Hund und Herrchen schließen lässt.

Natürlich besteht Verschränkung auch unter Menschen. In einer diesbezüglichen Studie von Radin (2004) wurden zwei Personen mit der Anweisung zusammengebracht, ein Gefühl der Verbundenheit füreinander aufzubauen. Im Anschluss übernahm eine der Personen die Rolle des „Senders“, die andere die des „Empfängers“, wobei der Empfänger in einen elektromagnetisch vollständig abgeschirmten Raum mit einer Videokamera gesetzt wurde. Der Sender setzte sich in einen 20 Meter entfernten Raum vor einen Bildschirm, auf dem in zufälligen Intervallen das Bild des Empfängers erschien, wie er sich in besagtem Raum befindet. Sender und Empfänger wurden unabhängig voneinander per EEG überwacht. Dabei wurde festgestellt, dass mit dem Erscheinen des Bildes ein ereignisbezogenes Potential im Gehirn des Senders entstand – ebenso wurde ein korrespondierendes Potential im Gehirn des Empfängers deutlich. Dies legt die Präsenz einer energetischen oder auf Information basierenden Interaktion nahe.

Eine vom Aufbau und den Versuchsbedingungen her ähnliche Studie von Radin (2005) zeigte auf, dass „Bauchgefühl“ oder Intuition einer Person in Bezug auf Emotionen einer sich entfernt befindenden Person reagiert. Dies wurde an ersterer Person per EGG (Elektrogastrogramm) gemessen. Die Werte zeigten deutliche Änderungen, wenn die sich entfernt befindende Person positive und negative anstatt „neutrale“ Gefühle verspürte.

1.8. Diskontinuität

Sämtliche Materie um uns herum besteht aus Atomen. Diese wiederum bestehen insbesondere aus einem Atomkern, der positiv geladen ist, sowie aus Elektronen mit negativer Ladung. Die Elektronen kreisen um den Atomkern. Jedes Elektron kann dabei als eine Welle mit einer bestimmten Wellenlänge und Frequenz aufgefasst werden.

Wird ein Elektron gemessen, findet man es an einer bestimmten Stelle vor; durch die Messung können mögliche Energien von Elektronenzuständen festgestellt werden. Sendet ein Atom Licht aus, „so ist dies nichts anderes, als der Übergang der Elektronenzustände von einer Energie zu einer anderen Energie, also der Übergang zwischen [...] verschiedenen Zuständen der Wahrscheinlichkeitswelle.“ (Zeilinger, 2005) Dies bezeichnet Zeilinger (2005) als Quantensprung, welcher spontan geschieht.

Das vom Atom ausgesendete Licht kann, wie Zeilinger (2005) beschreibt, gemessen werden, und die Energiemessung entspricht wellentheoretisch der Messung der Farbe bzw. Frequenz/Wellenlänge.

Der oben erwähnte Übergang eines Elektrons von einem energetischen Zustand zu einem anderen geschieht nicht kontinuierlich bzw. allmählich, sondern sofort und ohne Zwischenschritte. Wenn beschrieben werden soll, was „geschieht“, bezieht sich dies also immer auf die Beobachtung, jedoch niemals auf etwas, das zwischen zwei Beobachtungen abläuft. Der Kollaps der Quantenwellenfunktion, der

Superposition, zu einem singulären Ereignis tritt auf, wenn der Beobachter (das Subjekt) mit dem Objekt interagiert.

Alle Teilchen sind diskontinuierliche (diskrete) Zustände eines zugrunde liegenden *Quantenfeldes* und haben ein bestimmtes Energieniveau. Wie Hagelin (1987) ausführt, haben Quantenfelder im Gegensatz zu „klassischen" (wie z. B. elektromagnetischen) Feldern jedoch keine stetige Frequenz oder Amplitude, ebenso haben sie keine kontinuierlichen Energieniveaus – diese treten sämtlich diskret bzw. diskontinuierlich auf. Auf diese Weise entsteht eine bestimmte Erscheinung der Natur, die auf Teilchen basierend interpretiert wird. Zu allen Teilchen-Zuständen sind nach Hagelin (1987) im Quantenfeld auch die Kräfte enthalten, welche zwischen Teilchen wirken. Somit kann ein Quantenfeld die Rolle eines Teilchens oder einer Kraft einnehmen. Innerhalb des Quantenfeldes sind all diese Möglichkeiten zunächst in Superposition vorhanden.

Gedanken sind ebenfalls diskontinuierlich, was erneut deren Quantennatur zeigt. Sie scheinen keinen Weg zurückzulegen, sondern plötzlich aufzutauchen. Dies ist besonders bei sog. „Aha-Effekten" der Fall. Wir sind also jederzeit in der Lage, neuartige Gedanken zu haben, die uns vorher nie „in den Sinn" gekommen waren.

1.9. Der Quanten-Zeno-Effekt

Dieser Effekt beinhaltet, dass der Übergang von einem Quantenzustand in einen anderen durch wiederholt ausgeführtes Messen *verhindert* wird, da durch die Messung die Wellenfunktion kollabiert. Ist das Zeitintervall zwischen zwei Messungen hinreichend lang, kehrt die Wellenfunktion in den Anfangszustand zurück (d. h. es kommt erneut zur Superposition).

Experimentell konnte der Quanten-Zeno-Effekt durch Itano et al. (1990) anhand des Zerfalls von Beryllium-Atomen gezeigt werden, die Photonen aussenden, wenn sie angeregt werden. Man verglich die Photonenanzahl, wenn die Atome nicht beobachtet wurden, mit derjenigen unter wiederkehrender Messung. Das Ergebnis zeigte eine deutlich niedrigere Photonenanzahl, wenn die Atome immer wieder gemessen wurden. D. h., dass die Atome kaum eine Zustandsänderung vollziehen, wenn sie beobachtet werden.

In Experimenten von Balzer et al. (2000) mit einem einzelnen Atom konnten Zustandsänderungen durch wiederholtes Messen sogar gänzlich unterbrochen werden.

Es ist auch dem Quanten-Zeno-Effekt zu verdanken, dass der Mond auch dann existiert, wenn wir nicht hinsehen. Denn in gewisser Weise wird er immer von irgendjemandem beobachtet, so dass er gar keine Möglichkeit hätte, bedeutende Zustandsänderungen zu vollziehen.

2. Interpretationen der Quantenphysik

Wesentliche Erkenntnisse der Quantenphysik können auf unterschiedliche Weisen interpretiert werden. Es folgt eine Betrachtung der gängigen Varianten. Keine dieser Interpretationen ist richtiger als die anderen, sie stehen einfach als unterschiedliche Möglichkeiten nebeneinander.

2.1. Kopenhagener Interpretation

Bei der Messung von Quantensystemen kommt es nach einer Beschreibung von Zeilinger (2005) zu einer Störung, da man durch den Akt des Messens selbst Elektronen oder auch Photonen in das System einbringt. Einerseits ist nun der Zustand nicht mehr derselbe wie vorher, und andererseits entsteht durch die offensichtliche Wechselwirkung zwischen Beobachter bzw. Messgerät sowie dem System eine Verschränkung, so dass nicht mehr bestimmbar ist, was zu wem gehört. Es kommt zur *Dekohärenz* und die Quantenwellenfunktion kollabiert zu einem singulären Ereignis. Aufgrund der Nicht-Lokalität erfolgt der Kollaps laut Greene (2004) im gesamten Universum und die Wahrscheinlichkeit, das Ereignis „irgendwo" zu beobachten wird Null, während sie für den Ort der Messung/Beobachtung zu Eins wird.

Bereits die Umgebung kann die Quantenwellenfunktion zum Kollaps bringen. Nach Auffassung von Wheeler und Tegmark (2001) kann schon ein einziges „Luftmolekül", welches auf das Quantensystem trifft, den Ausschlag geben. Der Kollaps wird durch die in das System eingebrachte Dekohärenz ausgelöst, während ohne jede Art von Beobachtung eine Kohärenz herrscht. Dekohärenz ist dafür verantwortlich, dass wir normalerweise um uns herum keine Quantensysteme sehen. Um Dekohärenz zu vermeiden, müsste das Quantensystem von seiner Umgebung hinreichend isoliert sein.

Den Kollaps der Wellenfunktion kann man sehr anschaulich mit Hilfe der Zeichnung „Meine Frau und meine Schwiegermutter" darstellen. Diese ist in nachfolgender Abbildung (entnommen aus Goswami, 2007) zu sehen. „Zwei Bilder liegen hier übereinander. Wenn wir die junge Frau (oder die Schwiegermutter) sehen, tun wir mit dem Bild überhaupt nichts. Wir treffen einfach eine Wahl und erkennen das, wofür wir uns entschieden haben." (Goswami, 2007) Genau so lässt das Bewusstsein die kohärente Superposition bzw. die Wellenfunktion kollabieren. „Es sollte daher auf der Hand liegen, dass das Bewusstsein von außerhalb der materiellen Welt einwirken muss; oder anders gesagt, dass das Bewusstsein transzendent sein muss – nicht-lokal." (Goswami, 2007)

Eine Beobachtung (oder auch Messung) ist genau dann *vollständig beendet*, sobald das Bewusstsein „durch den Akt des bewussten Sehens die Wellenfunktion zum Zusammenbruch bringt. Diese Formulierung stimmt mit der nüchternen Beobachtung überein, dass materielle Objekte niemals ohne ein begleitendes geistiges Objekt, etwa wie der Gedanke, dass ich dieses Objekt sehe, erfahren werden, zumindest nicht ohne Bewusstheit. Wir müssen also zwischen einem Bewusstsein mit Bewusstheit und einem Bewusstsein ohne Bewusstheit unterscheiden. Im ersten Fall tritt der Kollaps der Wellenfunktion ein, im letzteren nicht. Bewusstsein ohne Bewusstheit, ohne gleichzeitige geistige Klarheit, läuft auf das hinaus, was psychologisch als unbewusst eingestuft wird." (Goswami, 2007)

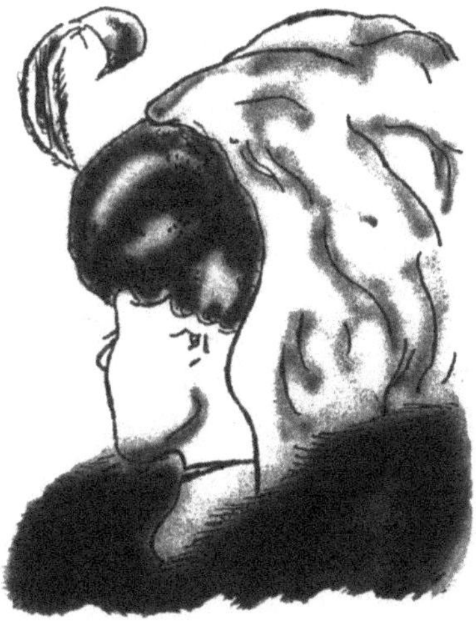

Abb. II.2.1: Meine Frau und meine Schwiegermutter (Hill)

2.2. Die Objective-Reduction-Interpretation

Eine Superposition spielt sich nach Darstellung von Hameroff (2006) auf der *grundlegenden Ebene* des Universums (sog. Planck-Skala, siehe Kapitel 3.4.) ab und ist grundsätzlich nicht sehr stabil. Sie kann kollabieren bzw. reduziert sich aufgrund eines objektiven Schwellenwerts (Objective Reduction, OR), der in der Raum-Zeit-Geometrie der Planck-Skala hinterlegt ist – dies bezieht sich auf die Relativitätstheorie, in der Materie einer Raum-Zeit-Krümmung gleicht. D. h., ein Objekt an einem bestimmten Ort ist eine bestimmte Krümmung der zugrunde liegenden Raum-Zeit-Geometrie. Daher impliziert eine Superposition auch eine Überlagerung von Raum-Zeit-Geometrien. Hameroff (2006) zeigt: Je größer die Superposition ist, umso schneller kann sie kollabieren bzw. sich reduzieren. Beispielsweise würde ein 1 kg schweres isoliertes Objekt in Superposition die OR nach 10^{-37} s erreichen. Ein isoliertes Elektron in Superposition würde dafür 10 Millionen Jahre benötigen.

2.3. Viele-Welten-Interpretation

Sobald Schrödingers Katze beobachtet wird, befinden sich die Zustände „Katze lebt" sowie „Katze lebt nicht" in keiner Superposition mehr – ein singulärer Zustand stellt sich ein. Warum stellt sich nun gerade ein bestimmter Zustand ein und nicht ein anderer? Die Viele-Welten-Interpretation (häufig auch als „Many-Minds-Interpretation" bezeichnet) bietet nach Zeilinger (2005) die Lösung an, dass der quantenmechanische Zustand der Superposition eine vollständige Abbildung der Wirklichkeit darstellt und durch den Akt des Beobachtens keine Information verloren geht. Es werden alle Möglichkeiten realisiert, und zwar in *verschiedenen Universen* – für das Katzen-Paradoxon hieße das: im einen lebt die Katze, im anderen nicht. Dies könnte man sich so vorstellen, dass eine Person das Behältnis der Katze öffnet und sie wohlbehalten vorfindet und gleichzeitig in einem parallelen Universum ein Pendant das Behältnis öffnet und eine nicht lebende Katze sieht.

Logisch fortgeführt bedeutet die Viele-Welten-Interpretation für Goswami (2007), dass das Universum sich in Superposition befindet und sich gerade so manifestiert, wie es bewusst beobachtet wird.

2.4. Transaktionale Interpretation

Diese Interpretation geht laut Wolf (1989a) davon aus, dass ein zukünftiges und ein gegenwärtiges Ereignis in eine Transaktion involviert sind. In dieser Transaktion gibt es zwei Quantenwellenfunktionen (die als Felder aufzufassen sind): Einerseits liegt eine „Anbieter"-Welle vor, die von der Gegenwart in die Zukunft reicht. Dadurch wird das zukünftige Ereignis sozusagen stimuliert, und sendet dadurch eine „Echo"-Welle zum gegenwärtigen Ereignis zurück.

Die „Echo"-Welle moduliert die „Anbieter"-Welle. Somit *beeinflussen* zukünftige Ereignisse notwendigerweise die gegenwärtigen, indem eine korrespondierende „Echo"-Welle zurückgeschickt wird, gefolgt von einer „Anbieter"-Welle aus der Gegenwart (Wolf, 1989a). Bei beiden Wellen kommt es jeweils zu Veränderungen, die neuronale Vorgänge beeinflussen und zu einer Unbestimmtheit hinsichtlich des Zeitpunktes bewusster Momente führen (Wolf, 1998a).

Dies zeigt das in Teil I. erwähnte Experiment zur verzögerten Wahrnehmung. Wolf (1989a) beschreibt dies so: Die relevanten Ereignisse, Stimulus und dessen bewusste Wahrnehmung, sind zeitlich unabhängig, jedoch nimmt der Beobachter sie simultan wahr. D. h., die bewusste Wahrnehmung wird zeitlich zurück zum Zeitpunkt des Stimulus projiziert. Dies hängt mit den beiden eben genannten Wellen zusammen: Die „Anbieter"-Welle geht vom gegenwärtigen Ereignis, dem

Stimulus, aus und reicht in die Zukunft, dem Ereignis der bewussten Wahrnehmung. Von hier geht die „Echo"-Welle aus, die eine replizierte Version der „Anbieter"-Welle enthält. Die „Echo"-Welle reicht zurück zum ursprünglichen Ereignis, dem Stimulus. Befinden sich beide Wellen in Resonanz, ist die Wahrscheinlichkeit für einen Zusammenhang zwischen dem Stimulus und seiner bewussten Wahrnehmung sehr hoch, somit wird der Stimulus die bewusste Wahrnehmung erreichen. In dieser Weise stehen alle zukünftigen Ereignisse mit einem gegenwärtigen in Kontakt. Das zukünftige Ereignis mit der größten Wahrscheinlichkeit, einen Zusammenhang mit einem gegenwärtigen herzustellen, ist das, welches die stärkste Resonanz hinsichtlich der beiden Wellen aufweist. Dieses Ereignis tritt dann ein.

Wolf (1989a) argumentiert in diesem Zusammenhang, dass Bewusstsein nur dann auftritt, wenn mindestens zwei Ereignisse auf die eben beschriebene Art in Zusammenhang stehen, da ein Ereignis ohne die entsprechende neuronale Aktivität kein bewusstes Ereignis wäre.

Radin (1997) hat Untersuchungen durchgeführt, in denen er Probanden verschiedene Bilder am Bildschirm gezeigt hat, die zwischen gewalttätigen und romantischen Szenen sowie Landschaftsbildern zufällig ausgewählt wurden. Die Zeitabstände zwischen den gezeigten Bildern waren ebenfalls zufällig. Zusätzlich wurden die elektrischen Reaktionen der Haut gemessen. Das Ergebnis war, dass die Probanden ca. drei Sekunden, bevor sie Bilder der ersten beiden Kategorien sahen, deutlich stärkere elektrische Hautreaktionen aufwiesen, was als Indikator stärker gewordener Emotionen gewertet wurde. Die Information, welches Bild als nächstes gezeigt werden würde, muss *bereits vorhanden* gewesen sein, wenn man sich ihr bewusst wird. Dies wäre mit der Transaktionalen Interpretation erklärbar.

2.5. Relationale Interpretation

Diese Interpretation sieht die Quantenphysik als Beschreibung von Systemen an, die in Relation zu anderen Systemen stehen. Die Eigenschaften eines Systems sind somit relativ zu einem anderen, das gerade mit ersterem interagiert. Rovelli (2005) beschreibt die Zusammenhänge folgendermaßen:

Wird an einem Quantensystem S eine Messung durchgeführt, so ist diese als Interaktion zwischen diesem und einem externen System O aufzufassen. Effekte von S auf O hängen davon ab, was gemessen wird.

Anhand eines Beispiels (Rovelli, 2005) bedeutet dies: Wird ein Elektron an einer bestimmten Position beobachtet, kann daraus nicht zwangsläufig geschlossen werden, dass es sich wirklich dort befindet. Es kann lediglich festgehalten werden, dass das Elektron, so wie es vom Beobachter gerade gesehen wird, sich dort befindet. Unsere Einigkeit über die Welt („klassische“ Sicht) wird so ersetzt durch eine Vielzahl von Beobachtungsmöglichkeiten – und zwar so viele, wie es beobachtende „Systeme“ (bzw. Beobachter) gibt.

Nehmen wir mit Rovelli (2005) an, ein System O mit zwei möglichen Zuständen (LED leuchtet oder leuchtet nicht) interagiert mit einem System S, das ebenfalls über zwei mögliche Zustände verfügt (Elektron mit Spin up oder Spin down). Die Interaktion sei so ausgestaltet, dass die LED bei „Spin up“ leuchtet und bei „Spin down“ nicht leuchtet. Zunächst befinden sich die Spin-Zustände des Elektrons in Superposition, welche durch die Interaktion zusammenbricht und sich ein Spin ergibt, wodurch wiederum die LED beginnt, oder nicht beginnt, zu leuchten. Alternativ zu dieser Anordnung ist es möglich, S und O zu einem System zusammenzufassen und es mit einem System O’ interagieren zu lassen. Aus Sicht von O’ bleibt die Superposition der beiden

Zustände („Spin up“ und LED leuchtet bzw. „Spin down“ und LED leuchtet nicht) unbeeinflusst und kann sogar von O′ festgestellt werden, wenn es auf O zugreift.

Es liegen also, wie Rovelli (2005) argumentiert, zwei scheinbar widersprüchliche Sichtweisen auf identische Ereignisse vor, nämlich die von O und die von O′. Jedoch sind beide Möglichkeiten vergleichbar, da die Information der ersten Sichtweise im Zustand der von O′ beobachteten LED „gespeichert“ ist. Wenn O′ andererseits das Elektron im Zustand „Spin up“ vorfindet, gilt die definitive Vorhersage, dass die LED im Zustand „leuchtet“ sein wird, da die erste Messung am Gesamtsystem S+O einen Kollaps in den Zustand „Spin up und LED an“ verursacht hat. Es ist also durchaus möglich, dass ein Quantensystem für einen Beobachter (O) ein klar definiertes Endergebnis annimmt, während dies gleichzeitig für einen zweiten Beobachter (O′) nicht der Fall ist.

Was aus Sicht von O eine Messung am System S ist, stellt sich laut Rovelli (2005) aus der Perspektive von O′ allerdings als ein dynamischer Prozess heraus, der einen Zusammenhang zwischen S und O herstellt. Was den Beobachter O angeht, so hat S einen bestimmten Endwert angenommen, wohingegen für den Beobachter O′ die Korrelation zwischen O und S relevant ist. Dieser Zusammenhang wird in allen weiteren Beobachtungen bestehen, die O′ am Gesamtsystem S+O durchführt. D. h., die Art des Interagierens der Systeme S und O mit O′ ist dadurch charakterisiert, dass eine Korrelation besteht. O′ wird also immer einen Zustand vorfinden, in dem einiges von O mit einigem von S korreliert ist.

Wenn O mit S interagiert hat, verfügt O über Informationen hinsichtlich S. Andererseits kann O aber aufgrund der Korrelation der von O′ an S + O erzielten Messergebnisse auch an Informationen über S gelangen. Mit anderen Worten: O weiß über S bescheid, während O′

lediglich eine Information darüber hat, dass O etwas über S weiß. Aus Sicht von O' ergibt die Interaktion zwischen S und O eine Korrelation, ohne aber ein Messergebnis auszuwählen.

3. Vereinheitlichungen in der Quantenphysik

In der Quantenphysik bestehen verschiedene Schritte hin zu einer Vereinheitlichung der verschiedenen Grundkräfte bzw. Wechselwirkungen, die kurz erläutert wird. Anschließend gehen wir auf eine holographische Betrachtungsweise ein, wobei wir einen Blick darauf werfen, wie wir unsere Realität selbst erschaffen.

3.1. Elektroschwache Vereinheitlichung

Die Quantenfeldtheorie stellt für Hagelin (1987) eine Vereinheitlichung der früher als unabhängig voneinander betrachteten Konzepte des Teilchens und der Kraft dar – diese sind unterschiedliche beobachtete Manifestationen eines zugrunde liegenden Quantenfeldes bzw. einer Quantenwelle (beides ist aufgrund der Nicht-Lokalität identisch). Es existieren viele zugrunde liegende Quantenfelder von Teilchen und Kräften, die man im Lauf der Zeit versucht hat zu vereinheitlichen. Beispielsweise ist lange angenommen worden, dass Elektronen und Neutrinos (die nicht mit Neutronen zu verwechseln sind) voneinander unabhängig seien und die jeweils zugrunde liegenden Quantenfelder in keinerlei Interaktion ständen – Neutrinos haben keine Ladung und interagieren somit nicht mit Elektronen bzw. bewegen sich mit Lichtgeschwindigkeit fort; Elektronen andererseits haben eine Ladung, somit interagieren sie und bewegen sich langsamer als mit Lichtgeschwindigkeit fort. Jedoch hat man im Rahmen der elektroschwachen Vereinheitlichung entdeckt, dass Elektronen und Neutrinos eine grundlegende Einheit besitzen. Es handelt sich um zwei verschiedene Manifestierungen sog. Leptonen bzw. des den Leptonen zugrunde liegenden Quantenfeldes.

Das in diesem Beispiel zugrunde liegende Quantenfeld verfügt über zwei Freiheitsgrade (entweder manifestiert sich das Lepton als Elektron oder Neutrino). Dies erläutert Hagelin (1987) an einem vereinfachten Beispiel: Eine Gitarrensaite kann (wenn die Gitarre „normal" gehalten wird) in zwei Richtungen schwingen, nämlich entweder links/rechts oder vorwärts/rückwärts. Es resultiert derselbe Ton, und man spricht selbstverständlich auch nicht von zwei verschiedenen Saiten. Jedoch gibt es zwei Schwingungsrichtungen derselben Saite – genau so bilden Elektronen und Neutrinos zwei unabhängige, aber physikalisch äquivalente, Manifestationsmöglichkeiten eines einzigen zugrunde liegenden Feldes.

3.2. Große Vereinheitlichung

Im Rahmen der Großen Vereinheitlichung wurde laut Hagelin (1987) die o. g. elektroschwache Vereinheitlichung mit der elektromagnetischen sowie der Kernkraft (auch elektrostarke Kraft genannt) zusammengeführt. Dies beinhaltete ebenfalls eine Vereinheitlichung von Leptonen mit Quarks zu den Lepto-Quarks. Letztere sind wiederum eine Vereinheitlichung von Up- und Down-Type-Quarks, welche als Bausteine des Atomkerns dienen.

3.3. Gravitation

Ein weiterer Aspekt ist für eine vollständige Vereinheitlichung noch nötig: die Gravitation. Sie wurde im Rahmen der Supergravitation mit Hilfe der Supersymmetrie (s. Kapitel 3.5.) einbezogen. In seiner

Relativitätstheorie hat Albert Einstein die Gravitation geometrisch als Krümmung in der Raum-Zeit (dem Raum-Zeit-Kontinuum) durch Gravitationsfelder dargestellt. Gravitationsfelder (bzw. Gravitonen) ziehen Objekte entsprechend ihrer Masse-Energie an (Hagelin, 1987). Diese Masse-Energie ist entscheidend: Laut Relativitätstheorie nimmt die Masse eines bewegten Objekts mit seiner Geschwindigkeit zu und somit auch seine Energie.

Die Raum-Zeit-Geometrie kann mit Hilfe des Minkowski-Diagramms veranschaulicht werden. Es handelt sich um ein zweidimensionales Koordinatensystem mit einer Raum- sowie einer Zeitdimension, wie in nachfolgender Abbildung gezeigt.

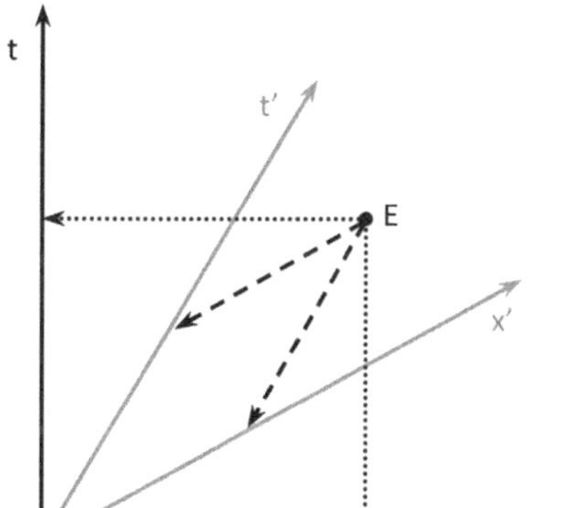

Abb. II.3.1: Minkowski-Diagramm.

In der klassischen Betrachtung würde ein Beobachter sich irgendwo auf der x-Achse aufhalten und ein Ereignis E beobachten. Ein anderer Beobachter würde ihn entlang der t-Achse passieren und dasselbe Ereignis E sehen – die Raum- und Zeitkoordinaten wären für beide Beobachter identisch. In der relativistischen Betrachtung jedoch wird das Ereignis E von zwei unterschiedlichen Beobachtern jeweils unterschiedlichen Raum- und Zeitkoordinaten zugeordnet. Hierzu ein Beispiel: Zwei Beobachter bewegen sich relativ zueinander mit unterschiedlichen Geschwindigkeiten. Beide haben jeweils eine Uhr dabei. Die Zeit vergeht für jeden identisch; auch die Uhren werden jeweils anzeigen, dass für jeden Beobachter derselbe Zeitraum verstrichen ist, jedoch wird die Uhr des Beobachters, der sich schneller bewegt hat, aus Sicht des anderen Beobachters nachgehen, d. h., die Zeit ist schneller vergangen bzw. die Uhr langsamer gelaufen. Dieses Phänomen der langsamer laufenden Uhr wird auch Zeitdilatation genannt. Ein zusätzliches Phänomen, die Längenkontraktion, besagt, dass schneller bewegte Objekte aus Sicht langsamer bewegter in der physischen Länge kürzer wirken. Die Frage, welche Uhr „richtig" geht oder welche Länge die „richtige" darstellt, ist nicht eindeutig beantwortbar.

Mit Hilfe der sog. Lorentz-Transformation kann das (x,t)- in das (x',t')-Koordinatensystem überführt werden. Dies wird hier jedoch nicht betrachtet.

Gravitationsfelder verfügen, wie Hagelin (1987) ausführt, über die gleichen Eigenschaften wie Quantenfelder, d. h., die Krümmung der Raum-Zeit ist nicht immer und überall identisch, sondern existiert vor deren Beobachtung als Superposition aller möglichen Raum-Zeiten. Dies hat Einfluss auf die Betrachtung von Raum und Zeit an sich: Die Entfernung zwischen zwei Punkten hängt von der Krümmung der Raum-Zeit ab, innerhalb der sich diese Punkte jeweils befinden, und da alle Raum-Zeiten in Superposition existieren, ist die Distanz zwischen diesen zwei Punkten nicht eindeutig definierbar. Es können lediglich mehrere Messvorgänge (also Beobachtungen) durchgeführt und Durchschnitte über Quantenfluktuationen (wenn in einem Quantensystem Superpositionen bestehen und kollabieren) gebildet werden.

Gleiches gilt analog auch für die Zeit und somit für die Raum-Zeit-Geometrie.

Da es unmöglich ist, Raum und Zeit exakt zu bestimmen, kann auch *keine exakte Beschreibung* für Kausalität gegeben werden. Gemäß der Relativitätstheorie kann ein Ereignis A nur dann ein Ereignis B beeinflussen, wenn ein von A ausgesendeter Lichtstrahl B erreicht, B muss also im Lichtkegel von A liegen. Ist dies nicht der Fall, ist keine Auskunft darüber möglich, ob sich A oder B zuerst ereignet hat (Hagelin, 1987). Dies wird dann vom Beobachter abhängen. Eindeutige Beziehungen hinsichtlich Ursache und Wirkung herzustellen erscheint unter diesen Aspekten mehr als schwierig.

Es handelt sich hierbei um eine *verwickelte Hierarchie*, eine Hierarchie, die in sich derartig verstrickt ist, dass nicht auszumachen ist, welches Element ranghöher oder rangniedriger steht (Goswami, 2007). Ein anschauliches Beispiel von Goswami (2007) ist das Lügner-Paradoxon: „Ich lüge." Dieser Satz hat zum Inhalt, dass die Unwahrheit gesagt wurde. Nun ist die Frage, wie der Satz stimmen kann, wo doch klar gesagt wurde, dass es die Unwahrheit ist. Nimmt man anderseits an, dass der Satz der Wahrheit entspricht, folgt daraus, dass die Unwahrheit gesagt wird.

Bei dem Satz „Ich lüge." fällt auf, dass es sich um einen selbstbezüglichen Satz handelt – er spricht von sich selbst. Zeigt man den Satz einer der (in diesem Fall deutschen) Sprache nicht sehr mächtigen Person, würde sicherlich die Frage gestellt, warum die Unwahrheit gesagt wurde, da die Selbstbezüglichkeit nicht unbedingt sofort erkennbar ist: „Die Selbstbezüglichkeit des Satzes geht nämlich nicht aus unserer expliziten sondern aus unserer impliziten Kenntnis der deutschen Sprache hervor. Es ist so, als sei der Satz die Spitze eines Eisbergs. Darunter ist eine riesige Struktur vorhanden, eine unberührte Ebene [...] – natürlich vom System aus gesehen unberührt." (Goswami,

2007) Die Lösung ist die Transzendierung des Systems, hier der Sprache. Durch die Frage „warum" geschieht dies – man verlässt das System und sieht die unberührte, transzendente Ebene.

Ein anderes Beispiel für eine verwickelte Hierarchie ist folgende Abbildung. Die linke Hand zeichnet die rechte und die rechte Hand zeichnet die linke.

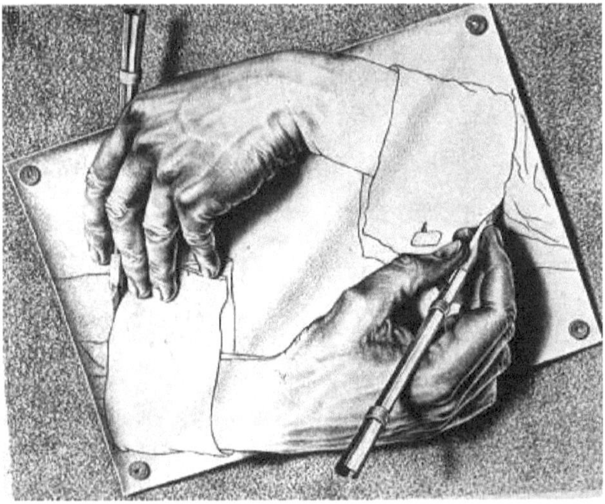

Abb. II.3.2: M. C. Escher's „Drawing Hands"

Auch hier ist für Goswami (2007) die Lösung die Transzendierung des Systems. Deutlich wird hier die Illusion der verwickelten Hierarchie, die nur dann aufrecht erhalten bleibt, wenn man innerhalb des Systems bleibt. Die oben erwähnte unberührte Ebene ist in diesem Beispiel der Zeichner des kompletten Bildes.

3.4. String-Theorie und M-Theorie

Die String-Theorie gibt eine neue Antwort auf die Frage, was die letztendliche Grundlage von Materie ist. Bisher ist man in immer kleinere Bereiche vorgedrungen und hat immer kleinere „punktförmige“ Teilchen entdeckt, die sich in verschiedenen Konfigurationen arrangieren, um Atome, Moleküle usw. zu bilden (s. Abb. II.3.3). Laut der String-Theorie sind diese Teilchen jedoch nicht punktförmig sondern *Filamente*, eine Art Faser, aus *Energie*. Daher erhielt die String-Theorie ihren Namen (String ist das englische Wort für Band oder Faser). So, wie z. B. eine Gitarrensaite auf verschiedene Weisen schwingen und damit verschiedene Töne erzeugen kann, können auch die Energie-Filamente verschiedene Schwingungsmuster aufweisen und damit verschiedene Teilchen-Eigenschaften realisieren (Greene, 2004).

Wenn es zunächst vielleicht nicht nachvollziehbar sein sollte, wie aus Energie plötzlich eine Masse werden kann, sei an die berühmte Formel $E = mc^2$ (die Energie ist gleich dem Produkt aus Masse und der quadrierten Lichtgeschwindigkeit) erinnert. In diesem Zusammenhang erläutert Greene (2004), dass Energie und Masse „austauschbar“ sind – die Masse eines Teilchens ist nichts anderes als die Energie des entsprechenden vibrierenden Strings. Das String eines schwereren Teilchens vibriert schneller und stärker als das eines leichteren Teilchens, wodurch mehr Energie vorhanden ist. Mehr Energie bedeutet nach obiger Formel eine größere Masse. Ein masseloses Teilchen wie z. B. das Graviton oder Photon entspricht einem String, das sehr langsam und ruhig vibriert.

Die Größe der Strings entspricht nach Greene (2004) der Planck-Länge (ca. 10^{-33} cm). Die Massen, die aufgrund der Vibrationsmuster möglich sind, entsprechen immer ganzzahligen Vielfachen der Planck-Masse ($2{,}18 \cdot 10^{-8}$ kg). Die Planck-Masse und -Länge sind Bestandteile der Planck-Skala, von der man ausgeht, dass sie die Grundstruktur des Universums bildet.

Nach Auffassung von Kaku (1995) besteht sämtliche Materie aus solchen Strings, wobei ein Teilchen im Prinzip die Wiedergabe des Vibrationsmusters des Strings darstellt: Wie die Saite eines Instruments verschiedene Töne produzieren kann, indem sie unterschiedlich vibriert, so erzeugt das String durch unterschiedliche Vibrationen (= Frequenzen) die verschiedenen Teilchen. Mit anderen Worten: Jedes Vibrationsmuster entspricht einem Teilchen, jedes Vibrationsmuster erzeugt eine bestimmte Masse, Ladung, einen bestimmten Spin usw. So kann beispielsweise ein bestimmtes Muster die Eigenschaften eines Elektrons haben, ein anderes diejenigen eines Quarks. Greene (2004) betont, dass dieser Zusammenhang nicht in der Art falsch verstanden werden darf, dass es ein „Elektronen-String“ und ein „Quark-String“ gibt – vielmehr kann ein String verschiedene Vibrationsmuster erzeugen, die sich als Quark, Elektron usw. manifestieren.

Greene (2004) identifiziert fünf verschiedene Versionen der String-Theorie, jedoch sind es lediglich fünf mathematische Möglichkeiten der Beschreibung einer einzelnen Theorie. Wie die Übersetzung eines Textes in fünf verschiedene Sprachen wie fünf verschiedene Texte zu wirken scheint, so sind die fünf Versionen der String-Theorie verschiedene „Sprachen“ ein und derselben Theorie. An dieser Stelle wurde die *M-Theorie* sozusagen als „Ur-Text”, entwickelt: „M-Theory links together and embraces equally all five string theories by showing that each is part of a grander theoretical synthesis.“ (Greene, 2004) Wir wollen hier trotzdem bei dem gängigeren Begriff der String-Theorie bleiben.

Aufgrund mathematischer Konsistenz liegen laut Greene (2004) 11 Dimensionen (10 räumliche und 1 zeitliche) zugrunde, wobei Raum-Zeit durch kollektiv vibrierende Strings entsteht.

Wir können gewöhnlich nur 3 räumliche und 1 zeitliche, also insgesamt 4 Dimensionen wahrnehmen. Was aber ist mit den restlichen 6 (räumlichen) Dimensionen? Greene (2004) schlägt hierzu folgende Analogie als Lösungsansatz vor: Wenn wir ein Seil spannen, scheint es von Weitem betrachtet eine Dimension zu haben wie eine Linie, nämlich der Länge nach. Wenn wir das Seil vergrößern, sehen wir, dass neben der Länge (links – rechts) noch eine zweite Dimension (im Uhrzeigersinn – gegen den Uhrzeigersinn) besteht, die sozusagen auf das Seil „aufgewickelt" ist. Wäre z. B. ein Käfer auf dem Seil, könnte er sich von links nach rechts (oder umgekehrt) auf dem Seil, aber auch senkrecht dazu, bewegen, nämlich im oder gegen den Uhrzeigersinn. Auf diese Art und Weise könnten die verbleibenden 6 Dimensionen, die wir nicht direkt sehen können, auf die direkt sichtbaren aufgewickelt sein. Je kleiner diese 6 Dimensionen sind, umso stärker muss unsere Fähigkeit sein, etwas in vergrößerter Form darstellen zu können. Wir würden uns hier in Bereichen der Planck-Länge bewegen, die mit derzeit konventionell verfügbarer Technologie nicht sichtbar gemacht werden kann.

Hinsichtlich der Dimensionen geht man davon aus, dass die drei „alltäglichen" räumlichen Dimensionen eine Membran sind. Dies könnten wir uns wie Kugeln auf einem Billardtisch vorstellen. „Die gesamte Materie und alle uns bekannten Kräfte – mit Ausnahme der Schwerkraft – sind auf eine Art Wand im Raum der zusätzlichen Dimensionen beschränkt [...]. Elektronen, Protonen, Photonen und all die anderen Teilchen des Standardmodells können sich nicht in die Extra-Dimensionen bewegen [...]. Die Wand hat nur drei Dimensionen, und soweit es diese Teilchen betrifft, könnte das Universum ebenso gut dreidimensional sein. Nur die Feldlinien der Gravitation reichen in den höherdimensionalen Raum hinaus, und nur das Graviton [...] vermag sich dort frei zu bewegen." (Arkani-Hamed et al., 2003)

Ein vergleichbares Phänomen sind für Arkani-Hamed et al. (2003) etwa Elektronen, die sich nur im eindimensionalen Raum eines Kupferdrahtes bewegen können. Ebenso Wasserwellen, die nur an der Oberfläche, nicht aber in der Tiefe auftauchen.

Solche „Wände" oder Membrane werden auch D-Branes (Kunstwort aus Dirichlet, einem Mathematiker, und Membrane, dem englischen Wort für Membran) genannt. „Elektronen, Photonen und andere Partikel werden durch winzige schwingende Saiten [also o. g. *Strings*] beschrieben, deren beiden Endpunkte an einer D-Brane haften müssen. Hingegen sind die Gravitonen winzige geschlossene String-Schleifen; sie können in allen Dimensionen umherwandern, weil sie keine Endpunkte besitzen, die in einer D-Brane verankert wären." (Arkani-Hamed et al., 2003) Dies wäre auch eine Erklärung für die vergleichsweise schwache Gravitation, die theoretisch viel stärker wirken könnte, als dies der Fall ist.

Fosar und Bludorf (2005) wissenschaftliche Belege dafür, dass die DNA interdimensional kommuniziert, durch sog. Hyperkommunikation. Bei der Messung von DNA-Vibrationsmustern wurde eine interessante Entdeckung gemacht: Wurde die DNA-Probe mit Laser bestrahlt, erhielten die Forscher auf einem Bildschirm ein bestimmtes Wellenmuster – dieses blieb selbst dann bestehen, wenn die DNA-Probe entfernt wurde. Das Phänomen wurde als der Phantom-DNA-Effekt bekannt. Die Erklärung ist, dass die DNA selbst ein Störungsmuster erzeugt, durch das ein magnetisiertes Wurmloch entsteht. Dieses Wurmloch etabliert die Hyperkommunikation, die eine Schnittstelle zu einem Bewusstseins-Netzwerk ist, wobei sich die Erbinformationen unterschiedlicher Lebewesen untereinander austauschen können. „Die Hyperkommunikation ist damit eine erste wissenschaftlich nachweisbare Schnittstelle, über die die unterschiedlichen Intelligenzformen des Universums untereinander vernetzt sind." (Fosar & Bludorf, 2005)

3.5. Supersymmetrie

In der Quantenfeldtheorie gehört jedes Quantenfeld einer bestimmten Kategorie an. Diese Kategorien werden Hagelin (1987) zufolge durch den quantenmechanischen Spin unterschieden: Der Spin eines Teilchens kann wie bereits erwähnt als Eigenrotation aufgefasst werden. Quantenfeldtheoretisch nimmt der Spin lediglich diskrete Werte als halb- und ganzzahlige Vielfache des Planckschen Wirkungsquantums, d. h. $6{,}6261 \cdot 10^{-34}$ Js (d. h. „Energie mal Zeit", also ein Drehimpuls) an. So haben beispielsweise Elektronen und Neutronen jeweils einen Spin von ½ (Spin-½). Die ihnen sowie allen halbzahligen Spins zugrunde liegenden Quantenfelder werden als Materiefelder bezeichnet. Dem stehen die Kraftfelder (Teilchen mit ganzzahligem Spin) gegenüber, zu denen bspw. Photonen (Spin-1) oder die für die Gravitation verantwortlichen Gravitonen (Spin-2) gehören. Alle Spins wurden in zwei untergeordneten Spintypen zusammengefasst: Bosonen mit ganzzahlige Spins sowie Fermionen mit halbzahlige Spins. Da immer Felder zugrunde liegen, spricht man auch von Bose- (Kraft-) bzw. Fermi- (Materie-) Feldern.

Hinsichtlich der Entwicklung der String-Theorie bemerkt Greene (2004) bezüglich der Untersuchung der Vibrationsmuster der Strings, dass alle Bosonen ganzzahlige Spins (also: Spin-0, Spin-1 usw.), Fermionen hingegen halbzahlige Spins (Spin-½ usw.) aufweisen. Schließlich wurde ein mathematischer Weg gefunden, eine Beziehung zwischen ganz- und halbzahligen Spins zu erreichen – man fand nämlich heraus, dass jedes Vibrationsmuster mit ganzzahligem Spin ein „Partner-Vibrationsmuster" mit halbzahligem Spin hat. Diese Beziehung wurde Supersymmetrie genannt und die String-Theorie konnte in direkter Folge zur *Superstring-Theorie* umformuliert werden.

Bosonen haben nach Hagelin (1987) eine Tendenz, denselben Quantenzustand einzunehmen (d. h. denselben Spin, dieselbe Position usw.). Dies führt zu einer starken Kohärenz unter den Bosonen, wie sie bspw. in einem Laserstrahl zu finden ist. Fermionen hingegen nehmen nie denselben Quantenzustand ein. Daraus resultieren die Unterschiede zwischen chemischen Elementen, wie Zeilinger (2005) beschreibt: Nach dem sog. Pauli-Prinzip verfügt jedes Elektron über individuelle Quanteneigenschaften (insbesondere hinsichtlich des Spins, aber auch der Energie), wodurch sichergestellt ist, dass in jedem chemischen Element unterschiedliche Elektronenzustände vorherrschen. „Erst durch die Quantenphysik ist Chemie möglich, und erst durch die Chemie sind wir überhaupt möglich, mit all den chemischen Vorgängen, die in unseren Körpern vor sich gehen, ganz abgesehen davon, dass andere Materie ebenso aus Atomen besteht, daher auch ohne Quantenphysik nicht denkbar wäre." (Zeilinger, 2005) An dieser Stelle wird deutlich, wie die in Teil I. beschriebenen Mechanismen von einer grundlegenderen Ebene aus betrachtet funktionieren.

Durch die Supersymmetrie erhält jedes Teilchen ein Partnerteilchen, den sog. Superpartner, so dass symmetrisch jedem Boson ein Fermion gegenübersteht und beide ineinander umgewandelt werden können. So gibt es zu Leptonen die Sleptonen sowie zu Quarks die Squarks. Des Weiteren sind etwa die Superpartner der Photonen die Photinos und die der Neutrinos die Sneutrinos. Den Elekronen stehen die Selektronen gegenüber. Die Superpartner zeichnen sich durch eine extrem große Masse aus und befinden sich normalerweise außerhalb unserer Wahrnehmung und konnten daher noch nicht experimentell nachgewiesen werden. Auch Strings konnten bisher aufgrund technologischer Beschränkungen nicht nachgewiesen werden.

Allerdings ist von Experimentalphysikern eine Form der Supersymmetrie in Gold und Platin entdeckt worden. „Die Übereinstimmung zwischen Theorie [...] und Experiment [...] ist zwar nicht exakt, aber eindrucksvoll für ein so kompliziertes System von Kernteilchen." (Jolie,

2003) Es ist daher möglicherweise nur eine Frage der Zeit, bis die Supersymmetrie abschließend nachgewiesen wird.

In nachfolgender Abbildung (in Anlehngung an Hagelin, 1992) sind in Kurzform die Vereinheitlichungen dargestellt.

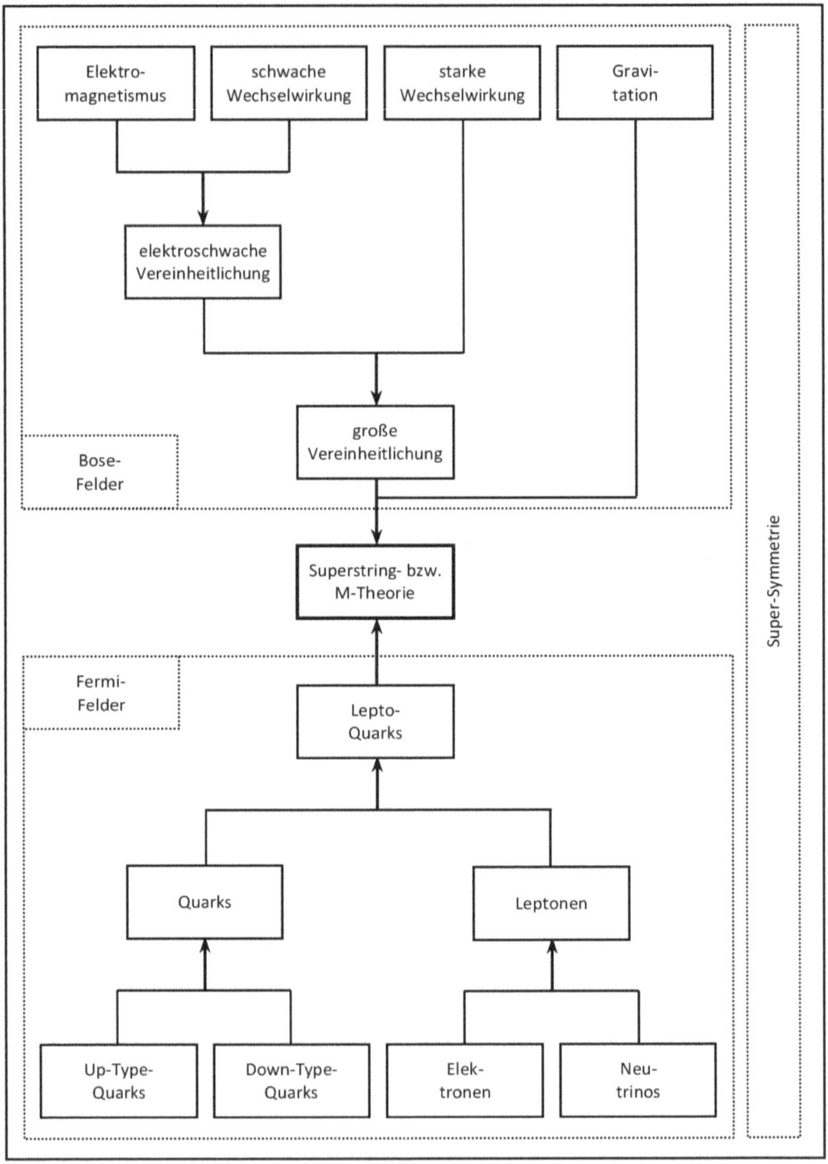

Abb. II.3.3: Vereinheitlichungsschritte

3.6. Das Nullpunktfeld

Auch die Superstring-Theorie ist laut Kaku (1995) eine Feldtheorie. Wir können hier also von einem *Superstring-Feld* sprechen. Ein synonym verwendeter, geläufigerer Begriff hierfür ist *Nullpunktfeld*. Man spricht auch gelegentlich vom Higgs-Feld (Higgs-Boson).

McTaggart (2007) erläutert den Begriff „Nullpunktfeld" wie folgt: Die Energie des „leeren Raums" im Universum wird als Vakuum oder Nullpunktfeld bzw. Nullpunktenergie bezeichnet, weil ihre Fluktuationen auch dann noch nachweisbar sind, wenn die Temperaturen am absoluten Nullpunkt (-273°C) liegen. Bei dieser Temperatur entfällt jede Wärmebewegung als treibende Kraft, es bleibt scheinbar nichts mehr übrig, was irgendwie Bewegung erzeugen könnte. Die Unschärferelation impliziert an dieser Stelle jedoch, dass es die vollständige Bewegungslosigkeit nicht geben kann und alles immer in Bewegung ist, deren Ursache in spontanen Vakuumfluktuationen liegt.

Die Wellenlänge, die der Nullpunktenergie zugrunde liegt, ist rechnerisch auf 10^{-33} cm geschätzt worden, was der Planck-Länge entspricht. Würde man für einen Kubikzentimeter des Universums die Energiemenge mit dieser Planck-Länge berechnen, überstiege dieser Wert denjenigen sämtlicher Materie im uns derzeit bekannten Universum (Bohm, 1980). Genauere Berechnungen zeigten, dass die Gesamtenergie, die im Nullpunktfeld vorhanden ist, die in Materie gebundene Gesamtenergie um den Faktor 10^{40} übersteigt (McTaggart, 2007). Daraus ergibt sich eine unerschöpfliche Energiequelle.

Das Nullpunktfeld existiert aufgrund der Nicht-Lokalität *im gesamten Universum* und sorgt damit dafür, dass alles im Universum eine Einheit bildet und nichts voneinander getrennt existiert (McTaggart, 2007). „Die Aufspaltung der Realität in ihre Einzelteile und die Benennung dieser Teile sind stets willkürlich, eine Sache der Konvention, weil subatomare Teilchen und alles andere im Universum ebenso wenig voneinander getrennt sind wie die unterschiedlichen Muster eines Perserteppichs." (Talbot, 1992) Außerdem ist das Nullpunktfeld „die Quelle aller Felder, aller grundlegenden Energiezustände und aller [...] Partikel – ein Feld der Felder." (McTaggart, 2007).

Die Nicht-Lokalität lässt sich auch durch das Vorhandensein des Nullpunktfeldes erklären: Wenn man „zwei Stöcke am Strand in den Sand steckt, wo sie von einer heranrollenden Welle getroffen werden [und] [...] man nichts von der Welle weiß und nur sieht, wie die beiden Stöcke umfallen, könnte man denken, der eine habe eine Fernwirkung auf den anderen gehabt" (McTaggart, 2007). Nicht-Lokalität kommt demnach durch Fluktuationen im Nullpunktfeld zustande, die dazu führen, dass ein Teilchen ein anderes beeinflusst – egal, wie weit beide Teilchen voneinander entfernt sind (McTaggart, 2007).

Es wurden experimentelle Nachweise zur Existenz des Nullpunktfeldes erbracht, z. B. hat Lamb mit Hilfe eines Radars gezeigt, „dass Nullpunkt-Fluktuationen die Bahnen von Elektronen um den Atomkern leicht stören, was dazu führt, dass Photonen, die beim Übergang dieser Elektronen in eine andere Bahn entstehen, eine Frequenzverschiebung von ungefähr 1.000 MHz gegenüber dem Normalwert aufweisen." (McTaggart, 2007) Dieses Phänomen bezeichnet man als Lamb-Verschiebung.

McTaggart (2007) erwähnt ein weiteres Beispiel für den Nachweis des Nullpunktfeldes, die Entdeckung des Casimir-Effekts: Zwei Metallplatten, die sich in einem sehr geringen Abstand voneinander befinden, ziehen sich sehr stark an. Dies hängt mit den geringeren Vakuumfluktuationen innerhalb des Zwischenraums im Vergleich zum Bereich außerhalb davon zusammen. Zwischen den Platten befinden sich nur die Wellenlängen, die diesen Zwischenraum überbrücken – außerhalb des Zwischenraums sind alle möglichen Wellenlängen vorhanden. Da nun im Zwischenraum weniger Wellenlängen als außerhalb sind, führt dies zu einem Ungleichgewicht im Nullpunktfeld: Außerhalb des Zwischenraums ist mehr Energie als darin – die Metallplatten werden zusammengedrückt.

Darüber hinaus sehen Haisch et al. (1997) deutliche Hinweise dafür, dass das Nullpunktfeld eine grundlegende Rolle hinsichtlich Materie, Masse, Strahlung und Schwerkraft spielt: Man geht davon aus, dass es sich um Fluktuationen im Nullpunktfeld handelt, aus denen sich dann Dinge wie Materie, Masse, Strahlung und Schwerkraft ergeben.

Man kann sich das Nullpunktfeld also wie ein riesiges Energiemeer vorstellen. Alles, was existiert, ist eine Kräuselwelle auf der Oberfläche dieses Energiemeers. Diese Kräuselwellen und Interferenzen zwischen ihnen bewirken laut Talbot (1992) periodische, stabile sowie unterscheidbare (holographische) Projektionen, die wir als Realität bezeichnen. Die Fluktuationen des Nullpunktfeldes treiben die Bewegung von Teilchen an und gleichzeitig erzeugt die Bewegung dieser Teilchen das Nullpunktfeld, was sich McTaggart (2007) wie eine sich selbst generierende Feedbackschleife vorstellt, die sich über das gesamte Universum erstreckt.

3.7. Holographische Realität

3.7.1. Implizite und explizite Ordnung

In der klassischen Sicht sehen wir die Welt um uns herum als fragmentiert und aus einzelnen Teilen bestehend, die zwar in irgendeiner Weise interagieren, jedoch unabhängig voneinander existieren. Aus der Sicht von Bohm (1980) ergibt sich jedoch ein Bild ungeteilter Ganzheitlichkeit.

Bohm (1980) erläutert dies folgendermaßen: Wenn wir einmal eine Linse (z. B. im Auge) betrachten, stellen wir fest, dass von einem Objekt ausgehende Lichtstrahlen dort gebündelt werden, so dass letztendlich auf einer sich dahinter befindenden Fläche (z. B. der Netzhaut) ein Bild formt. Dieser Vorgang stellt eine anschauliche Illustration der klassischen Sicht dar: Wir nehmen ein von uns unabhängig existierendes Objekt wahr – die Wahrnehmung ist auf das betrachtete Objekt fokussiert, so dass wir es so sehen, wie wir es sehen.

Auf der Suche nach einer entsprechenden Analogie aus quantenphysikalischer Sicht, um die ungeteilte Ganzheitlichkeit zu veranschaulichen, begegnet Bohm (1980) das *Hologramm*: Ein kohärenter Laserstrahl wird geteilt, so dass ein Teilstrahl direkt auf eine Fotoplatte trifft, während der andere Teilstrahl ein bestimmtes Objekt beleuchtet und so reflektiert wird, dass er ebenfalls auf die Fotoplatte trifft. Durch die Interferenz beider Teilstrahlen auf der Fotoplatte entsteht dort ein sehr komplexes und feinstrukturiertes Bild, das mit dem bloßen Auge kaum wahrnehmbar ist. Nachstehende Abbildung (in Anlehnung an Bohm, 1980) verdeutlicht den Zusammenhang.

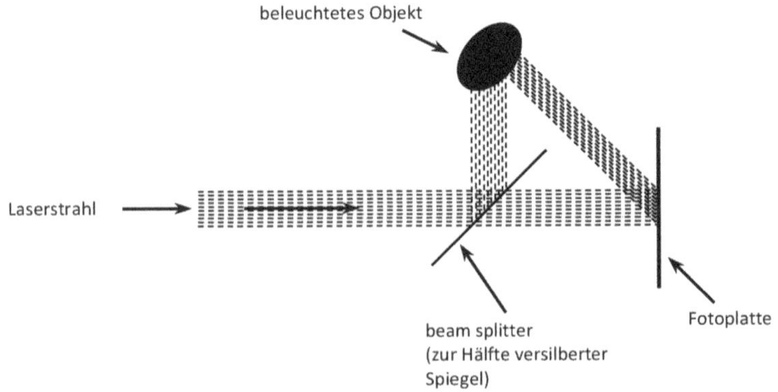

Abb. II.3.4: Hologramm

Wird die Fotoplatte nun (ebenfalls mit einem Laserstrahl) beleuchtet und von uns betrachtet, sehen wir ein dreidimensionales Abbild des Objekts. Würde man nur einen kleinen Bereich der Fotoplatte beleuchten, sähe man immer noch das gesamte Objekt. Es besteht also keine Punkt-zu-Punkt-Beziehung zwischen dem Objekt und seinem dreidimensionalen Abbild, da an jedem Punkt der Fotoplatte die Bildinformation des gesamten Objekts enthalten ist. Wenn wir an einem bestimmten Punkt der Fotoplatte nur ein bestimmtes Fragment des Objekts sehen könnten, bestände eine Punkt-zu-Punkt-Beziehung, die im Rahmen einer Betrachtung des Objekts durch eine Linse erzeugbar wäre. Eine Linse kann daher als begrenzender Fall für ein Hologramm angesehen werden. Durch die Linse wird die Aufmerksamkeit auf einzelne Teile gelenkt, die es dann zu analysieren gilt. Der Blick auf das Ganze verliert dadurch an Boden.

Wenn eine „zweidimensionale" Filmplatte mit einem Lichtstrahl beleuchtet wird, erscheint ein dreidimensionales Bild. Wird die Filmplatte in kleine Stücke geschnitten, kann immer noch das gesamte Bild sichtbar gemacht werden – die Informationen sind in nicht-lokaler Form vorhanden. Die Grundidee ist folgende: Wenn wir von einer Kamera die Linse entfernen und ein Foto machen, wird sich ein unscharfes, vollkommen verschwommenes Bild ergeben. Technisch gesehen ist die Bildinformation in holographischer Form vorhanden, denn jeder Punkt auf dem Bild hat Informationen von jedem Punkt des anvisierten Gegenstandes erhalten (Prideaux, 2003). Auf weitere physikalische, mathematische und technische Eigenschaften von Hologrammen gehen wir nicht ein.

Die holographische Betrachtung zeigt uns nach Auffassung von Bohm (1980) im Vergleich zur klassischen Sicht eine andere Art der Ordnung auf: Es geht nun nicht (mehr) um ein bestimmtes explizites Vorhandensein von Objekten oder Ereignissen, sondern wir haben, wie

Bohm (1980) sie nennt, eine „implizite Ordnung", die in nicht-lokaler Form vorliegt. Mit „implizit" ist in diesem Zusammenhang so viel wie „eingefaltet" gemeint. D. h., in jeden Bereich des Universums (inkl. der Zeit) sind die Informationen über alle potentiellen Möglichkeiten eingehüllt.

Dies wollen wir uns anhand eines Beispiels ansehen: Die Funkwellen aller Radiosender sind simultan an jedem Ort in impliziter Form vorhanden. Wird ein Radio aufgestellt und auf eine bestimmte Frequenz justiert, manifestiert sich der auf dieser Frequenz beheimatete Radiosender. Dieser wird durch das Radio „entfaltet" und liegt nun in expliziter Form vor. Bildlich gesprochen übernimmt das Radio in diesem Fall die Funktion einer Linse, denn es wird unter Vernachlässigung der übrigen Radiosender auf einen bestimmten fokussiert.

Im Hologramm wird das Bild des Objekts mit Hilfe der Bewegung von Licht realisiert. Die implizite Ordnung im Rahmen der ungeteilten Gesamtheit des Universums besteht für Bohm (1980) durch *Holobewegung*. D. h., alles befindet sich in einem konstanten Fluss, es gibt keinen Stillstand. Aspekte der Holobewegung sind z. B. Licht, Elektronen, Klänge und Objekte, sogar Lebewesen – kurz: alles, was wir wahrnehmen und beobachten können; all dies stammt aus einer impliziten Ordnung, in der alles eine Einheit bildet. Es handelt sich um „[...] unbroken wholeness of the totality of existence as an undivided flowing movement without borders." (Bohm, 1980) Häufig gilt, das Ganze sei mehr als die Summe seiner Teile. In der holographischen Betrachtung jedoch gibt es nach Pribram (2006) in diesem Sinn keine Teile und somit auch keine Beziehung zwischen ihnen. Es gibt auch keine Hierarchie und keine kausalen Beziehungen. Alles ist Eins.

Die Form und Struktur des betrachteten Objekts ist in jedem Teil der Fotoplatte in eingefalteter Form vorhanden. Wird die Fotoplatte mit einem Lichtstrahl beleuchtet, erscheint ein dreidimensionales

Bild, es wird „entfaltet" (auch wenn nur Teile der Fotoplatte beleuchtet werden). Die zugrunde liegende Ordnung ist die implizite Ordnung, in welcher „alles in alles" eingefaltet ist. Es resultiert eine explizite Ordnung, wenn das Objekt durch die Bewegung von Lichtwellen sichtbar gemacht wird.

Die quantenphysikalischen Gesetzmäßigkeiten können laut Bohm (1980) auch Manifestationen anderer Aspekte einer Gesamtheit von Bewegungen im Rahmen des Ein- und Entfaltens (also einer Holobewegung) sein, von der wir derzeit vielleicht noch nichts ahnen.

Einen direkten Bezug der holographischen Betrachtung zur Superstring-Theorie sieht Horava (1999) durch das Beinhalten des holographischen Prinzips. In diesem Zusammenhang identifiziert Hogan (2003) anhand von Gravitationswellendetektoren deutliche Anhaltspunkte dafür, dass das Universum tatsächlich holographisch ist. Es erscheint uns zwar dreidimensional, könnte sich aber in Wirklichkeit auf einer zweidimensionalen Projektionsebene (der D-Brane) abspielen. Darüber hinaus geht Hogan (2003) davon aus, dass diese Ebene nicht kontinuierlich sondern granulär ist, d. h., dass das „kosmische" Hologramm aus diskreten Stücken besteht. Der Zustand aller Objekte in einem dreidimensionalen Raum „kann durch eine endliche Informationsmenge charakterisiert werden, die kleiner ist als ein Viertel der zweidimensionalen Oberfläche dieses Volumens." (Hogan, 2003)

Ein Gravitationswellendetektor fängt laut Hogan (2008b) ein bestimmtes Rauschen in bestimmten Frequenzbereichen auf. In einer holographischen Welt bzw. einem holographischen Universum liefert dieses Ergebnis ein exaktes Maß des kleinstmöglichen Zeitintervalls. Die zugrunde liegenden Frequenzen können in einem bestimmten Wellenmodell zusammengefasst werden, welches holographische Eigenschaften aufzeigt.

Gravitationswellen, die von der Relativitätstheorie vorhergesagt sind, werden nach Auffassung von Aufmuth und Rüdiger (2000) durch beschleunigte Massen abgegeben und breiten sich mit Lichtgeschwindigkeit aus. Durch Gravitationswellen krümmt sich die Raum-Zeit und bildet so die Raum-Zeit-Geometrie.

Es liegt nun die Frage nahe, wie unsere Realität holographisch sein kann, wo doch sämtliche Materie um uns herum fest und solide erscheint. Nun, hierbei handelt es sich um eine *Illusion* – erst unser Geist lässt Materie so erscheinen, wie wir sie wahrnehmen; in Wirklichkeit besitzt Materie keine Substanz, denn wie die Wissenschaft zeigen konnte, bestehen Atome, die Grundbausteine von Materie, zum größten Teil aus leerem Raum: „If an atom is blown up to the size of an entire football stadium, the dense part of the atom would be comparable to the size of a single grain of rice placed on the 50 yard line. [...] In an atom, the nucleus accounts for 99,99 % of all of the matter or mass. Atoms are mostly made of space." (Wolf, 1998b)

Wir müssen uns also von dem Gedanken verabschieden, dass Materie die Grundlage allen Seins ist, wo sie doch zum größten Teil aus „leerem" Raum besteht. Je weiter die Forschung geht, umso deutlicher wird: „The universe begins to look more like a great thought than like a great machine. Mind no longer appears to be an accident intruder into the realm of matter. [...] The Universe is immaterial – mental and spiritual." (Henry, 2005)

Das Superstring- bzw. Nullpunktfeld wirkt wie gesagt auf „untergeordnete" Quantenfelder und sorgt nach Pratt (1997) für Interferenzen aller möglicher Art, wodurch – wenn man eine holographische Betrachtungsweise zugrunde legt – letztendlich bestimmte Dinge zur „Realität" werden. Diese Ebene bildet für Talbot (1992) die fundamentale Wirklichkeit – unsere Erfahrungen, unsere Welt und das ganze Universum sind eine Illusion, ein holographisches Bild.

Auch Zeit verhält sich nach Auffassung von Talbot (1992) holographisch, so dass die lineare Unterteilung in Vergangenheit, Gegenwart sowie Zukunft eine Konstruktion unseres Geistes ist. So könnte man die Vermutung äußern, dass die Vergangenheit nicht endgültig vorbei ist, sondern durchaus noch wahrnehmbar sein könnte. Dies konnte in unterschiedlichen Studien bzgl. Retrokognition (d. h. „Nachhersage" eines vergangenen Ereignisses) nachgewiesen werden. Auch hier liegt die Annahme nahe, dass es sich bei Zeit um kosmische Interferenzmuster bestimmter Frequenzbereiche handelt.

In einer von Talbot (1992) zitierten Studie sollte herausgefunden werden, ob bereits Geschehenes zeitlich rückwirkend beeinflussbar ist – dies würde die eben geschilderte holographische Eigenschaft von Zeit untermauern. Hierzu wurden Sequenzen von eintausend Tönen auf ein Tonband aufgenommen. Jede Sequenz bestand aus einhundert verschiedenen Tönen, einige angenehm, andere als undefinierter Lärm. Durch einen computergestützten Auswahlvorgang wurde der statistische Zufall sichergestellt – jede Sequenz hatte somit im Erwartungswert jeweils 50 % angenehme sowie unangenehme Töne. Kopien dieser Tonbänder wurden an Probanden geschickt, die versuchen sollten, mehr angenehme als unangenehme Töne wahrzunehmen. Im Anschluss wurden die Experimentatoren von jedem Probanden nach Abhören seines Tonbands informiert. Schließlich untersuchten die Experimentatoren das Original-Tonband und stellten fest, dass auf statistisch signifikantem Niveau die angenehmen Töne tatsächlich in der Mehrzahl waren.

In einer anderen durch Talbot (1992) beschriebenen Versuchsreihe wurde ein Zufallsgenerator verwendet, um Münzwürfe zu simulieren. Die Wahrscheinlichkeit für „Kopf" oder „Zahl" ist jeweils 50 %. Nun wurde eine Reihe Probanden in mehreren hunderttausend Durchgängen angewiesen zu versuchen, die Wahrscheinlichkeit für „Kopf" oder „Zahl“ willentlich zu erhöhen, sich also intensiv und bewusst vorzustellen, dass „Kopf“ oder „Zahl“ häufiger auftritt. Das Ergebnis war, dass ein statistisch signifikanter Einfluss genommen werden konnte. Dies war nicht auf besonderes Talent einzelner zurückzuführen – es handelte sich um einen kumulativen Effekt.

Eine Studie von Bradley (2006) ist ebenfalls interessant: Hier wurden bei den Probanden kontinuierlich elektrophysiologische Messungen an Hirn und Herz vorgenommen, während sie sich Bilder mit ruhigen und emotionalen Szenarien betrachteten. Es sollte herausgefunden werden, ob die physiologische Reaktion bei emotionalen Szenarien stärker ist, *bevor* das Bild betrachtet wird. In der Untersuchung wurden computergestützt 30 Bilder mit ruhigen und 15 mit emotionalen Szenarien in zufälliger Reihenfolge präsentiert. Die Präsentation eines Bildes erfolgte für die Dauer von drei Sekunden, gefolgt von einem schwarzen Bildschirm für drei Sekunden. Danach wurde das nächste Bild gezeigt usw. Die Messungen erbrachten einen Nachweis für eine physiologische Reaktion *vor* dem Aufzeigen des jeweiligen Bildes. Das Herz empfängt anscheinend Informationen hinsichtlich des bevorstehenden emotionalen Stimulus, während Aktivität in bestimmten Bereichen des präfrontalen Kortex im Gehirn festzustellen war. Diese Bereiche sind in die Verarbeitung „intuitiver“ Informationen involviert.

Die Erklärung liegt in der *Nicht-Lokalität*: „Yet modern science has found that the capacity to receive and process information about non-local events appears to be a fundamental property of all physical and biological organization, and is likely due to the inherent interconnectedness and inseparability of everything in the universe.“ (Bradley, 2006)

Der holographische Ansatz ist als zugrunde liegendes Prinzip plausibel, denn es ist ein Charakteristikum eines Hologramms, an jedem beliebigen Ort Informationen über das Ganze zu erhalten.

Ein interessantes Phänomen, das ebenfalls einen Hinweis auf die holographische Eigenschaft von Zeit gibt, ist der sog. *Quanten-Radierer*. Die grundsätzliche Funktionsweise lässt sich nach Aharonov und Zubairy (2005) wie folgt beschreiben: Wird das in Kapitel 1. vorgestellte Doppelspalt-Experiment durchgeführt, kommt es nur bei Beobachtung zum Verschwinden des Interferenz- und zum Auftauchen des Streifen-Musters – in letzterem Fall liegt die Information über den Weg des Teilchens vor. Der Quanten-Radierer ist nun in der Lage, diese Information nachträglich zu löschen. Im Klartext heißt das: Eine Realität, die bereits – auch im Bewusstsein eines Beobachters – vorhanden war, kann nachträglich entfernt werden, als ob sie nie existiert hätte. So kann ein singuläres Ereignis in eine Superposition zurückgewandelt werden.

Sehen wir uns in Kürze den Versuchsaufbau von Walborn et al. (2002) an: Es liegt das Doppelspalt-Experiment zugrunde, wobei ein linear polarisierter Photonenstrahl ausgesendet wird. Bevor er den Doppelspalt erreicht, passiert er zwei senkrecht zueinander stehende Polarisatoren bzw. Viertelwellenplatten. Dies sind Platten, welche eine Phasenverschiebung um ein Viertel der Wellenlänge bewirken, wodurch eine lineare in eine zirkuläre Polarisation umgewandelt wird. Eine lineare Polarisation bedeutet konstante Schwingungsrichtung, z. B. „links – rechts"; eine zirkuläre bedeutet eine Richtungsänderung innerhalb der senkrecht zur eigentlichen Welle stehenden Ebene, also innerhalb der Ebene „links – rechts".

Die Polarisatoren dienen hier als „Welcher-Weg"-Detektor, indem sie die Polarisation der Photonen verändern, also damit interagieren, womit das Interferenz-Muster zerstört wird. Um die Interferenz wieder herzustellen, d. h., die Information wieder zu löschen, wird ein weiterer Polarisator am Spalt aufgestellt, der sich aber im 45°-Winkel dazu befindet. Letzterer Polarisator ist der Quanten-Radierer.

3.7.2. *Das Erschaffen von Realität*

Es liegen also sehr viele Hinweise dafür vor, dass ein nicht-lokales quantenholographisches Nullpunktfeld existiert, welches nicht-lokale Informationen hinsichtlich Objekten, Wesen und Ereignissen enthält. Der Akt der Wahrnehmung würde ein- und ausgehende Wellen erfordern – erstere enthält *Informationen* über das betrachtete Objekt, letztere enthält *Zuwendungsenergie*. Beide treten in Resonanz, indem der Beobachter seine Aufmerksamkeit ähnlich einem Radio einjustiert und sozusagen mit der energetischen Oszillation des betrachteten Objekts, Wesens oder Ereignisses „in Phase" ist. So wird die zunächst quantenholographisch vorhandene Information mit Hilfe einer sog. Fourier-Transformation, die wir in Kapitel 5.3. kennen lernen, im Gehirn zur „Realität". Nach Auffassung von Bradley (2006) verschränkt sich der Beobachter mit dem Beobachteten.

D. h., dass alle Objekte, Wesen und Ereignisse in unterschiedlichen Energiefrequenzen schwingen und die entsprechenden Wellen interagieren. Wenn nun ein Beobachter (P, percipient) und z. B. ein Objekt (O) in harmonischer Resonanz stehen, oszillieren die Wellen von beiden in derselben Frequenz. Dies erzeugt einen kohärenten Interaktionskanal, der beide Seiten miteinander verbindet. Sind die Frequenzen nicht identisch, besteht diese Möglichkeit nicht. Dieser Zusammenhang wird in folgender Abbildung (entnommen aus Bradley, 2006) verdeutlicht.

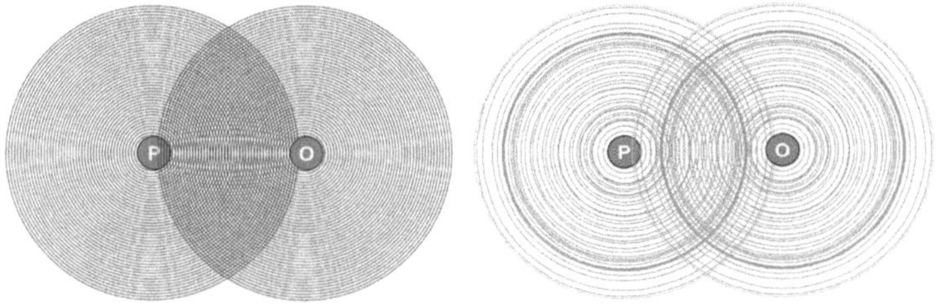

Abb. II.3.5: Harmonische und nicht-harmonische Resonanz

Bradley (2006) betont die für die Beobachtung bestehende Notwendigkeit, dass eine eintreffende Welle mit sensorischen Informationen über das betrachtete Objekt sowie eine ausgehende Welle mit Zuwendungs- oder Aufmerksamkeitsenergie vorhanden sein muss. Letztere Welle geht vermutlich vom Gehirn, aber auch vom Herzen aus, da beide in der Lage sind, solche auszusenden.

Durch *Aufmerksamkeit* und *emotionalen Bezug* treten wir mit dem Frequenzmuster eines zu beobachtenden Objekts in Resonanz. Dieses Objekt besteht zunächst nur potentiell im Quantenhologramm als implizite Information. Durch Aufmerksamkeit erzeugen wir Energiefelder unterschiedlicher Frequenzen, die mit dem Energiefeld des Quantenhologramms interagieren. Das stärkste unserer Energiefelder wird laut Bradley (2006) vom Herzen ausgestrahlt. Das bedeutet, dass wir unser Denken von einem herzorientierten Zustand positiver Emotionen begleiten lassen sollten, um die Resonanz mit dem gewünschten Objekt zu optimieren.

Allgemeiner formuliert: Die Erfahrungen, die wir alltäglich machen, ziehen wir in unser Erleben, wir erschaffen sie durch unser Denken, durch welches wir mit ihnen in Resonanz stehen. Dem liegt das Resonanzgesetz zugrunde und ist auch als „law of attraction" bzw.

„Gesetz der Anziehung" bekannt. Es beinhaltet aus Sicht von Hicks und Hicks (2008) zwei Teile:

- Gleiches zieht sich gegenseitig an.
- Gedanke, Glaube und/oder Erwartung erschafft Realität.

Hicks und Hicks (2008) gehen noch genauer darauf ein: Jeder Gedanke hat eine bestimmte Frequenz und zieht dann etwas an, das mit dieser Frequenz in Resonanz steht; so erschaffen wir unsere Realität. Auch wenn wir etwas Unangenehmes erleben, ist dies ein Produkt dessen, worauf wir unsere Gedanken gerichtet haben. Nicht jemand anderes hat es uns erfahren lassen, sondern wir haben es hervorgerufen, weil wir uns gesagt haben, dass wir es nicht wollen. D. h., man wird nicht nur das, was man möchte – man wird auch das, was man bekämpft. Daher kann man auch z. B. nicht für Frieden kämpfen. Man kann nur Frieden bekommen, wenn man friedvoll ist.

Wenn man ein Radio anschaltet und auf eine bestimmte Frequenz einstellt, wird man nur den Sender empfangen können, welcher der eingestellten Frequenz entspricht. Trotzdem sind die Frequenzen der anderen Radiosender vorhanden, sie haben nicht plötzlich aufgehört zu senden. Es sind also alle Sender in Superposition vorhanden und es wird der Sender beobachtet, dessen Frequenz eingestellt wurde. Soll ein anderer Sender beobachtet werden, muss die Frequenz geändert werden, d. h., wir müssen andere Gedanken hervorbringen.

Die Realität ist, wie Talbot (1992) ausführt, ein bestimmter Frequenzbereich, während das Gehirn eine Linse darstellt, welche die Frequenzen in Wahrnehmung umwandelt. Außerhalb des für uns wahrnehmbaren Frequenzbereichs existieren mit Sicherheit Dinge, die unser Gehirn aus Gewohnheit von vornherein ausblendet. Wenn also beispielsweise Schamanen solche Dinge sehen, die ansonsten verborgen bleiben, erweitern sie letztendlich nur den wahrnehmbaren Frequenzbereich. Eine Erweiterung der Wahrnehmung ist somit gleichbedeutend mit einem Sichtbarmachen größerer Frequenzbereiche.

Für Hicks und Hicks (2008) sind wir Magneten, die genau das anziehen, was gefühlt und gedacht wird. So kann man beispielsweise nicht schlank werden, wenn man sich nicht schlank fühlt. Offensichtlich ist schlank etwas Anderes als nicht schlank, und daher kann der Gedanke „nicht schlank" nie eine Manifestation „schlank" zur Folge haben. Wichtig ist hierbei, dass auch gleiche Gedanken mit der Zeit immer leichter „angezogen" werden. Wie in Teil I. bereits erläutert bildet sich auf der makroskopischen Ebene eine bestimmte Konfiguration der entsprechenden neuronalen Netze, die mit der Zeit immer fester verdrahtet werden.

Dieses Gesetz gilt aus Sicht von Hicks und Hicks (2008) immer, auch wenn man es ignoriert oder davon nichts weiß. Immer entsprechen die Dinge, die wir erleben, den Frequenzen unserer Gedanken. Natürlich gilt dies, wenn wir uns auf Zukünftiges konzentrieren, es ist jedoch nicht weniger relevant, wenn man sich gerade an etwas erinnert, da beides im Jetzt geschieht.

Hicks und Hicks (2008) gehen auch auf folgenden Aspekt ein: Wir ziehen durch unsere Aufmerksamkeit auch Personen in unser Erleben. Sind dies Menschen, die uns wohlwollend gegenüber stehen, wird das unsere eigenen Gedanken der Wertschätzung fördern. Sind wir hingegen von Menschen umgeben, die überkritisch sind, zweifeln und auf Fehler fixiert sind, regt das überkritische, zweifelnde und fehlerfixierte Gedanken an. Um dem letzteren Aspekt Einhalt zu gebieten, ist es sinnvoll zu versuchen, die Richtung der eigenen Gedanken zu ändern, bevor diese sich „heiß gelaufen" haben. Dies ist der Versuch, sich nicht von der Negativität anderer mitreißen zu lassen. Es ist in Ordnung, wenn die Realität des anderen von der eigenen abweicht. Wichtig ist, dass wir das Erleben anderer nicht ändern können, weil wir nicht für andere denken können. Treffen wir aber nun einmal auf Mitmenschen, die in eine negative Richtung denken, sollten wir uns klar machen, dass dieser Mitmensch gerade selbst in einer schwierigen Situation steckt (seine entsprechenden Gedanken, die er evtl. sogar mitteilt, lassen darauf schließen). Wir können ihm jedoch helfen, ihm Positivität zu geben, indem wir unsere Aufmerksamkeit auf eine erfreuliche Lösung seiner Situation richten.

Bestehen *Konflikte*, sind diese ebenfalls erschaffen worden. Es gibt in diesem Sinn keinen Täter und kein Opfer, aber es gibt ein räumliches und zeitliches Zusammentreffen der Konfliktbeteiligten, und der Konflikt entsteht: „Der Angegriffene und der Angreifer sind Mitschöpfer der Begebenheit." (Hicks & Hicks, 2008) Die Frage in einem Konflikt stellt sich auch nach den Absichten der Akteure, denn jeder zieht das an, was seine Absicht zum Ausdruck bringt.

Das ist Quantenphysik in Aktion: Das Resonanzgesetz entspricht dem Beobachtereffekt. Das, was man beobachtet, wird zur Realität. Dabei spielt das Denken eine entscheidende Rolle: Wollen wir andere Dinge beobachten, müssen wir damit in Resonanz treten, damit es eine Chance hat, sich manifestieren zu können.

Sehr oft glauben wir, dass die Realität „da draußen" ist, ohne dass wir sie beeinflussen können, obwohl sie eigentlich in uns selbst abläuft und wir sie dann nach außen projizieren. Gefällt uns die Realität nicht, versuchen wir, das nach außen Projizierte zu verändern, was aber nichts nutzt. Dies wäre vergleichbar mit dem Ansehen eines Films, der uns nicht gefällt und dem frustvollen Protest gegenüber dem Bildschirm und dem DVD-Spieler. Die einzige Möglichkeit, das zu ändern, was uns nicht gefällt, besteht jedoch darin, eine andere DVD einzulegen (d. h. uns bzw. unsere Wahrnehmung zu ändern). Leider scheint es aber teilweise sogar erwünscht zu sein, die DVD trotzdem weiterlaufen zu lassen und stattdessen lieber Veränderungen am Bildschirm und/oder DVD-Spieler vorzunehmen. Die DVD an sich kann nicht mehr geändert werden, sie wurde bereits eingelegt. Nur eine andere DVD kann eine wirkliche Veränderung herbeiführen.

Es geht nicht darum, sofort bereit zu sein, alles zu unternehmen, um das zu bekommen, was man möchte. Vielmehr geht es darum, das Gewünschte ins Sein zu denken, es zu sehen, zu visualisieren und es zu erwarten. Dann wird es zur Realität. Man tritt Hicks und Hicks (2008) zufolge mit dem Ereignis in Resonanz, das man gerne möchte. Innerhalb des Quantensystems befinden sich alle Ereignisse in Superposition, und durch unsere Beobachtung, die auch einer bestimmten Frequenz entspricht, reduziert sich das Quantensystem zu genau dem Ereignis, das dieselbe Frequenz hat wie unsere Beobachtung.

Um einem gelegentlichen Missverständnis vorzubeugen, sei an dieser Stelle betont, dass es beim Erschaffen von Realität nicht um die Manifestation eines teuren Autos oder anderer materieller Reichtümer geht. Hier würde die zugrunde liegende Quantenphysik in einen falschen Kontext gestellt. Vielmehr geht es um die Erzeugung einer *inneren* Realität, während das *äußere* eine direkte Folge davon darstellt. Unsere Umwelt spiegelt uns den Zustand unserer Gedanken wieder. D. h., wir Erschaffen unsere Realität, und der springende Punkt ist zunächst nicht das äußere Ereignis sondern das innere. Gedanken sind hierbei der erste Schritt. Es folgen biochemische Reaktionen des Körpers aufgrund dessen, wie wir etwas wahrnehmen. Wir haben die Wahl: Wollen wir im Überlebens-Modus sein oder wollen wir konstruktiv denken und mögliche Vorteile sehen? Wir dürfen nicht vergessen, dass wir in Resonanz mit unserer Umgebung stehen. Wir müssen uns also fragen, wie wir in dieser Umgebung agieren.

Unsere Gefühle geben uns laut Hicks und Hicks (2009) den entscheidenden Hinweis, wie schnell wir uns im Fluss des Lebens stromaufwärts oder -abwärts bewegen. Beispielsweise fühlt es sich anders an, Wohlsein zuzulassen als gegen Krankheit zu kämpfen. Sich stromabwärts zu bewegen heißt, die Kluft zwischen dem momentanen und dem gewünschten Zustand zu verringern und positive Gefühle einzuladen – stromaufwärts bewegt man sich, baut man Widerstände gegen den natürlichen Fluss auf, die von negativen Gefühlen begleitet werden.

Hinsichtlich des ganzen Prozesses des Erschaffens taucht früher oder später die Frage auf, ob sich einzelne Personen gegenseitig erschaffen. Man erschafft sich nicht gegenseitig, vielmehr zieht man sich gegenseitig an, weil man dieselben Gedanken (bzw. Frequenzen) aussendet. So auch, wenn ein Täter und ein Opfer zusammentreffen. Das Opfer mag vielleicht (evtl. auch unbewusst) denken, es möchte z. B. keinen herrschsüchtigen Vorgesetzten haben und zieht dadurch eben diesen herrschsüchtigen Vorgesetzten ins Erleben. Der Vorgesetzte hat die Absicht zu unterdrücken und seine Mitarbeiter abzuwerten oder auf sonstige Art zu ärgern und zieht so „geeignete Opfer" in sein Erleben. Man erschafft sich also nicht gegenseitig, nur die jeweils eigene Realität wird erschaffen, die sich aus Sicht des Täters bzw. Opfers in der entsprechenden Weise gestaltet. Es handelt sich aber um einen interaktiven schöpferischen Prozess, in dem sich Täter und Opfer gegenseitig anziehen, da sie miteinander in Resonanz stehen.

Das Erschaffen von Realität ist eine direkte praktische Anwendung von Quantenphysik: Die Quantenwellenfunktion wird durch die Beobachtung zum Kollaps gebracht – das, was beobachtet wird, hängt vom Denken ab. Natürlich darf diese Thematik nicht in der Art missverstanden werden, dass man einfach nur oft genug an etwas denken muss und dann geschieht es. Natürlich muss man eine gewisse Anstrengung unternehmen, damit es zur Realität wird. Das hängt damit zusammen, dass wir von Materie umgeben sind, die (im Gegensatz zu einem Gedanken) mit sehr niedrigen Frequenzen schwingt und damit sehr träge ist. Dadurch bauen sich Widerstände auf, die überwunden werden müssen. Wenn es so funktionieren würde, dass man sich z. B. einen großen Besitz an Gold oder Platin denkt und dieser zur Realität würde – und jeder Mensch würde so vorgehen –, dann hätte Gold bzw. Platin überhaupt keinen Wert mehr. Das Leben wäre dann sehr langweilig und es gäbe überhaupt keine Ziele und Wünsche mehr. Damit es so etwas wie Wert und Wichtigkeit überhaupt geben kann, sind zu überwindende Widerstände und zu erbringende Anstrengungen notwendig.

Wir erzeugen unsere Realität durch unser Denken bzw. die ihm eigene Frequenz. Das Gehirn nimmt Daten auf und interpretiert sie gemäß unserer Glaubenssysteme, die sowohl bewusst als auch unbewusst sind – es findet also eine massive Selektion und eine Fokussierung auf eine bestimmte (oder wenige) Möglichkeit(en) statt. Diese Projizieren wir nach außen und erschaffen uns so unsere Realität. Durch eine Erweiterung der Wahrnehmung erlangen wir bewussten und unbewussten Zugriff auf eine viel größere Fülle von Möglichkeiten.

Ein interessantes Ereignis legt sehr anschaulich dar, wie Frequenzen die Wahrnehmung beeinflussen. Als in den USA von Analog- zu Digital-Fernsehen umgeschaltet wurde, ist eine ganze Bandbreite von Frequenzen frei geworden. Dies ermöglichte es Astronomen, das Universum besser und genauer erkunden zu können als vorher: „Prior to the switch-over, naturally occuring radio waves [...] were obscured by analogue TV signals, preventing astronomers from investigating the universe using this band." (Courtland, 2009) Das bedeutet: Frequenzen beeinflussen die Wahrnehmung, so dass Dinge, die grundsätzlich vorhanden oder zumindest möglich sind, nicht gesehen werden.

Auf die o. g. Weise vorzugehen ist mit einer von Braden (2008) vorgestellten sehr alten Art des Betens identisch, die darin besteht, schon während des Betens von der Antwort umgeben zu sein und die

Zweifel zu überwinden. Es geht hierbei um eine Art des Betens, die auf Fühlen basiert und auch nicht aus Hilflosigkeit heraus an eine höhere Macht adressiert ist. Diese Form des Betens lässt sich nicht in die aus der Religion bekannten Formen (formlose, bittende rituelle sowie meditative Gebete) einordnen, sondern stellt eine eigene Form dar. Eine religiöse Konnotation ist nicht beabsichtigt, vielmehr geht es hier um einen spirituellen Aspekt, der sich zu Religion gegenläufig verhält. „Diese Art des Betens bedarf keiner Worte, keiner speziellen Haltung der Hände, keines sonstigen körperlichen Ausdrucks, sondern einzig eines klaren und kraftvollen Gefühls, als ob unsere Gebete bereits erhört worden wären." (Braden, 2008) Gleichzeitig bedarf es eines Gefühls der Dankbarkeit.

Der Grund, warum *nur* diese Art von Gebeten „erhört" werden, liegt nach den Ausführungen von Braden (2008) an der Resonanz, in die man mit dem Universum und seiner holographischen Feld-Natur tritt. Alte Kulturen wussten von dieser Eigenschaft des Universums und sahen die (holographische) Realität als Spiegel unserer Gefühle und Gedanken – die wahren, nicht die, die wir gerne hätten oder sehen würden. Wird ein Stein ins Wasser geworfen, bilden sich kleine Wellen – genau so verursachen unsere (teils unbewussten) Gedanken und Gefühle die Wellen im Feld, die unser Leben bestimmen. Hier bestehen Parallelen zwischen dem alten Wissen und der modernen Wissenschaft: „Die Vorstellung eines allgegenwärtigen intelligenten Feldes ist zwar nicht neu, wird aber durch die moderne Physik zu einem ernstzunehmenden Konzept und erhält dadurch einen höheren Stellenwert." (Braden, 2008) Grundlage dieses Feldes ist Bewusstsein: „Das Bewusstsein ist Schöpfer. [...] Die bloße Erwartung unseres Bewusstseins, etwas zu sehen [...], das ist der schöpferische Akt." (Braden, 2008)

„Wenn wir [...] unser Leben aus der Perspektive von Einheit, Dankbarkeit, Weisheit und Liebe betrachten können, werden diese

Qualitäten das Ergebnis sein, das wir in Form liebevoller und sich gegenseitig unterstützender Familien und Gemeinschaften und von friedvollem Miteinander der Völker erleben." (Braden, 2008) Diese Dinge zu fühlen und nicht nur daran zu denken ist entscheidend. Dies bestätigten Studien zur Wirkung von Meditation auf die Umgebung der Meditierenden (siehe Kapitel 6.). Die Erfahrung einer fundamentalen Einheit des Universums wird gefühlt.

Ausschlaggebend ist für Braden (2008) der *emotionale Zustand* während des Betens, da dieser den Plan bestimmt, der von uns erstellt wird. Da die Realität der Spiegel unserer Gedanken und Gefühle ist, müssen wir uns vorher von Negativem freimachen. Dies erscheint logisch: Man kann nicht für Heilung und Frieden bitten, wenn man selbst Angst und Schmerz empfindet.

Warum Manifestieren nicht immer funktioniert, hat den Grund, dass wir in unserem Alltagsbewusstsein durch unser Ego getrieben sind und dadurch nur eine sehr begrenzte Auswahlmöglichkeit haben. Auf dieser Ebene findet nicht wirklich eine Entscheidung statt, weil wir hier zwischen Dingen wählen, die wir bereits kennen, z. B. können wir hier nur zwischen Erdbeeren und Kirschen wählen. Die wirkliche Entscheidungsfreiheit besteht darin, aus einer Vielzahl an Möglichkeiten auswählen zu können, was nur aus dem *Samadhi* (s. u.) heraus möglich ist. Nur von hier aus ist wahre Intention möglich, wenn die Ego-Ebene transzendiert wird.

Die hier angesprochene Bedeutung von Absicht wurde in einer Studie von Bunnell (1999) gezeigt. Dort wurde die Wirkung von Heilung mit Hilfe von Absicht (z. B. Reiki) auf die Aktivität eines Enzyms untersucht. Der Grund, dies anhand eines Enzyms zu untersuchen, lag darin, dass bei diesen Heilungsmethoden Magnetfelder erzeugt werden, während Enzyme durch Magnetfelder beeinflussbar sind. Die Studie wurde mit ausgebildeten Reiki-Heilern durchgeführt, welche kleine Testtuben mit dem Enzym für 15 Minuten in der Hand hielten. Es gab zusätzlich eine Kontrollgruppe; hier wurden Testtuben ohne spezielle Absicht in der Hand gehalten. Das Ergebnis war, dass Heilen mit Absicht die Enzymaktivität signifikant erhöhen konnte.

Eine Studie von Radin (2006) untersuchte die Auswirkung von Absicht auf *Wasserkristall-Formationen*. Es sollte herausgefunden werden, ob Wasser, an das gute Absichten gesendet werden, „ästhetischere" Kristallformationen aufweisen würde als Wasser, an das keinerlei Absichten gesendet werden. Hierzu wurden Flaschen mit Wasser befüllt und anschließend in einem mit doppelten Stahlwänden versehenen dunklen Raum gelagert (geschützt vor elektromagnetischer Einwirkung, Licht und anderen möglichen Einwirkungen), während andere Testflaschen ungeschützt in einem Nachbarraum aufgestellt wurden. Eine Gruppe von ca. 2.000 Probanden fokussierte ihre Aufmerksamkeit auf die Wasserflaschen in dem Raum mit den Stahlwänden, in Unkenntnis über die Flaschen im Nachbarraum. Dann wurde das Wasser eingefroren, so dass sich Eiskristalle bildeten. Diese wurden fotographiert und 100 unabhängigen Beurteilern in zufälliger Reihenfolge vorgelegt, wobei die Abfolge bei jedem Beurteiler geändert wurde. Im Ergebnis erhielten die Eiskristalle aus dem Wasser, das die guten Absichten erhielt, signifikant höhere Bewertungsergebnisse als die Kristalle der „unbehandelten" Flaschen. Andere Studien hatten bereits gezeigt, dass Intention einen Einfluss auf Form und Art der Wasserkristalle nimmt.

Ebenso interessant ist eine Untersuchung von Radin et al. (2008), die Effekte von Intention auf das autonome Nervensystem eines Empfängers der Intention nachwies. Dieser Nachweis erfolgte über die Messung des Hautwiderstandes. Eine Person sendete eine heilende Intention an den Empfänger, woraufhin dessen Hautwiderstand sich deutlich veränderte. Intention ist also mit Aktivierungen des autonomen Nervensystems korreliert. Der Effekt könnte stärker sein, wenn der „Sender“ eine starke Motivation hat zu heilen bzw. geheilt zu werden. Regelmäßige Übung hat vermutlich ebenfalls eine begünstigende Wirkung.

Es geht beim Erschaffen von Realität sehr stark um *Sein*. Oft denken wir, Wege finden zu müssen, um etwas zu bekommen, wobei wir uns ständig mit Dingen und Personen identifizieren. Hier setzen Redfield und Adrienne (1997) an: *Sein* ist die Grundlage, auf der wir *handeln*, woraufhin wir schließlich etwas *erhalten*. Dadurch, dass wir dies oft nicht sehen, machen wir es uns unnötig schwer und erschaffen Probleme.

Diese kommen häufig auch durch die Vernachlässigung der Erkenntnis, dass letztendlich alles Eins ist. Dies führt dazu, „dass die nahezu universelle Neigung, die Welt zu zergliedern und die dynamische Vernetzung aller Dinge zu übersehen, für zahlreiche Probleme verantwortlich ist, nicht nur in der Wissenschaft, sondern auch in unserem Leben und in unserer Gesellschaft. Wir glauben z. B., wir können der Erde die wertvollen Bestandteile entnehmen, ohne das Ganze zu schädigen. Wir glauben, wir können verschiedene soziale Probleme wie etwa Kriminalität, Armut oder Drogenmissbrauch bewältigen, ohne uns mit den Problemen in unserer Gesellschaft insgesamt zu befassen, und so weiter.“ (Talbot, 1992)

Eine häufige Problemursache aus individueller Sicht sind für Redfield und Adrienne (1995) auch *Präokkupationen* (Voreingenommenheiten), mit denen unser Geist „programmiert“ ist. Diese sich ständig wiederholenden Grundthemen sowie ihnen zugrunde liegende Glaubenssätze müssen wir erkennen. Eine Hilfestellung bietet folgende von Redfield und Adrienne (1995) vorgeschlagene Liste.

• Unabhängigkeit	• Konformität/Unterordnung
• intellektuelle Fertigkeiten	• Wunsch nach Anerkennung
• Selbstkritik	• familiäre Verwicklungen
• Sicherheit	• Sucht
• Widerstand gegen Autoritäten	• Geldmangel
• Angst/Wut	• körperliche Attraktivität
• Kontrolle	• sonstiges

Tab. II.3.1: Präokkupationen

Nun stellen Redfield und Adrienne (1995) folgende Fragen:

- Auf welche Weise haben die Präokkupationen unser Leben beeinflusst?
- Auf welche Weise haben sie genutzt und auf welche Weise behindert?
- Wie hängen die Präokkupationen mit den bestehenden Problemen zusammen?

Nun vergleichen Redfield und Adrienne (1995) in der folgenden Tabelle die Präokkupationen (links) mit möglichen Alternativen (rechts).

• Unabhängigkeit • intellektuelle Fähigkeiten • Selbstkritik • Sicherheit • Widerstand gegen Autoritäten • Angst/Wut • Kontrolle • Konformität/Unterordnung • Wunsch nach Anerkennung • familiäre Verwicklungen • Sucht • Geldmangel • körperliche Attraktivität	• wechselseitiger Austausch • Weisheit • Anerkennung der eigenen Kraft • Fähigkeit zur Umstellung • Teilnahme an der Führung • Liebe • Vertrauen • Kreativität • Selbstvertrauen • ehrliches Engagement • Selbstsicherheit • angemessene Entlohnung • immanente Werte

Tab. II.3.2: Präokkupationen und Alternativen

Anschließend können wir überlegen, wie wir die passenden Alternativ-Themen im alltäglichen Leben umsetzen können. Haben wir beispielsweise Sorgen hinsichtlich körperlicher Attraktivität, ist zu überlegen, wie es uns möglich ist, uns stärker auf innere Werte (sowie diejenigen anderer) zu konzentrieren. Haben wir einen Drang, ständig alles zu kontrollieren und wiederholt überprüfen zu müssen, können wir stattdessen versuchen, Vertrauen zu entwickeln. Ist unser Selbstwert etwas eingeschränkt und hegen wir verstärkte Wünsche nach Anerkennung, wäre eine Stärkung des Selbstvertrauens sinnvoll.

Wir alle erschaffen unsere eigene Realität, aber nicht immer erschaffen wir das, was wir wirklich wollen. Wenn es dann einmal funktioniert, glauben wir oft, es sei Zufall. Jedoch ist der wahre Grund dafür, dass es nicht (immer) funktioniert, darin zu suchen, dass wir daran zweifeln, es zu können oder noch nicht einmal in Erwägung ziehen, es möglicherweise zu können. Ironisch daran ist, dass wir somit wiederum eine Realität erschaffen, nämlich die, dass wir es nicht zustande bringen. Aus dieser Sicht heraus kommt es vor, dass Dinge zwar so funktionieren können, wie wir es uns vorgestellt haben. Es kommt jedoch auch oft vor, dass dem nicht so ist. Funktioniert etwas, sprechen wir von Zufall und messen dem ganzen keine weitere Bedeutung bei.

Lenken wir doch einmal unsere Aufmerksamkeit für einen Moment auf Zufälle aus der Vergangenheit. Dies soll zeigen, dass sie lediglich eine Frage der Wahrnehmung sind. Durch eine erneute Betrachtung vergangener Zufälle können wir die Fähigkeit, künftige Zufälle als Fügungen bzw. Synchronizitäten zu erkennen, verbessern und sehen, dass wir eigentlich schon immer unsere Realität selbst erschaffen haben. Dazu schlagen Redfield und Adrienne (1995) folgende Fragen als Hilfe vor:

- Sind bei einer Wohnungssuche merkwürdige Zufälle aufgetaucht (z. B. Auffälligkeiten hinsichtlich Straßennamen, Hausnummer oder wie man auf die Wohnung gestoßen ist)?
- Wie kam der aktuelle Arbeitsplatz zustande? Was war der erste Eindruck?
- Gab es hier Dinge, die im Nachhinein als Omen auslegbar sind?

- Auf welche Weise ist man in eine wichtigste Beziehung eingetreten? Warum hat man sich gerade zu dieser Zeit am Ort des Kennenlernens aufgehalten?
- Hat die betreffende Person an jemanden erinnert, d. h. irgendeine Ähnlichkeit mit jemand anderem gehabt?
- Was war der erste Eindruck von dieser Person? Hat sich dieser Eindruck bestätigt?
- Gab es nach dem ersten Treffen irgendwelche Zeichen (z. B. merkwürdige Begebenheiten, Träume)?

Nachdem diese Fragen beantwortet sind, können wir die Antworten laut Redfield und Adrienne (1995) unter folgenden Aspekten erörtern:

- Parallelen hinsichtlich der Art, wie Dinge auf uns zukommen
- Bemerken von Zeichen, die eine Veränderung ankündigen
- Verfolgen von Intuition/Eingebung
- Eingehen kleinerer Risiken wie z. B. das Ansprechen einer fremden Person nach erfolgtem Augenkontakt

Redfield und Adrienne (1995) geben den Hinweis, dass es grundsätzlich Sinn macht, auf Hinweise aus der Umgebung zu achten, die in eine bestimmte Richtung zu führen scheinen. Auch Hinweise aus dem Inneren, wie z. B. Intuition, Vorahnung oder körperliche Anspannungen, sind relevant. Oft sind dies Dinge, die man häufig als Zufälle deklariert und nicht weiter beachtet. Allerdings sollte man sie genauer betrachten und im Zeitverlauf sehen, welche Dinge dies sind und welche Bedeutung sie für einen selbst haben.

3.8. Das Nullpunktfeld als Einheitsfeld des Bewusstseins

3.8.1. Gemeinsamkeiten

Die hier vorgestellten Erkenntnisse aus der Quantenphysik sind sehr stark mit der Philosophie des Monistischen Idealismus vereinbar. Hier ist die Grundlage allen Seins das Bewusstsein. Der Monistische Idealismus kennt einen transzendenten Bereich, aus dem Materie und Geist hervorgehen. Dieser transzendente Bereich entspricht dem alles umfassenden nicht-lokalen Bewusstsein, aus dem alles Sein im Universum hervorgeht. Hier fällt die starke Ähnlichkeit zwischen Philosophie und Physik auf: Der transzendente Bereich – Bewusstsein – hat offenbar dieselben Charakteristika wie das Nullpunktfeld.

Betrachten wir uns zur Illustration ein Beispiel: Angenommen, Person X sitzt in einem Raum, sieht aus dem Fenster, betrachtet eine Landschaft und schließt dann den Vorhang, um die Beobachtung zu „beenden". Aus Sicht von X würde die Landschaft nun (wieder) in eine Superposition aller möglichen Landschaften überwechseln, wenn keine anderen Beobachter vorhanden sind. Nun sieht aber eine zweite Person, Y, in einem anderen Raum aus dem Fenster und findet dieselbe Landschaft vor. An dieser Stelle stoßen wir auf ein kleines Problem: Wie kann eine Landschaft aus Sicht von X weg sein, aber aus Y's Perspektive nicht? Obwohl es sich hierbei um ein rein gedankliches Beispiel handelt, stellen wir derartige Dinge in unserem Alltag immer wieder fest – jeder nimmt scheinbar objektive Ereignisse oder Gegenstände anders wahr. Dieses Paradoxon begleitet uns also ständig. Wir können dieses Paradoxon auflösen, wenn wir ein *nicht-lokales Bewusstsein* in obiger Weise unterstellen, denn ein solches ist zu genau diesen Dingen in der Lage.

Aber wie kommt es, dass alle Gegenstände um uns herum immer zu existieren scheinen, auch wenn wir sie nicht beobachten?

Streng genommen gibt es keinen Beweis, der zweifelsfrei feststellen würde, dass dem so ist. Wir können aber annehmen, dass die Gegenstände auch ohne unsere Beobachtung existieren, denn sie haben sich irgendwann einmal manifestiert, eben weil sie beobachtet wurden und seitdem immer wieder beobachtet werden. Einen ähnlichen Sachverhalt haben wir weiter oben anhand des Quanten-Zeno-Effekts erörtert.

Außerdem sind einmal manifestierte Gegenstände sehr träge und haben daher einen sehr langen Lebenszyklus. Betrachten wir beispielsweise einen Tisch. Irgendwann einmal ist dieser Tisch ein Baum gewesen. Aus dem Baum wurden Holzbretter verschiedener Größen und Formen, woraus der Tisch entstanden ist. Irgendwann wird dieser Tisch altern, da er einem natürlichen Verfall unterliegt, und in letzter Konsequenz entsorgt werden. Irgendwann wird daraus unter Umständen wieder ein Baum.

Das Paradoxon wird sich hartnäckig halten, solange wir davon ausgehen, dass Bewusstsein lokal und jeder Geist unabhängig voneinander ist. Wir haben also ein Paradoxon, wenn die Grundannahme darin besteht, der Geist von X und der Geist von Y seien voneinander getrennt. Die Auflösung des Paradoxons liegt darin, ein nicht-lokales Bewusstsein anzunehmen, denn nur ein solches kann beide sich ausschließende Möglichkeiten gleichzeitig realisieren und wahrnehmen. Hierbei ist entscheidend, dass das nicht-lokale Bewusstsein etwas vollkommen anderes ist als unser Alltagsbewusstsein. Letzteres ist unser Ego, während ersteres viel subtiler ist und nur aus dem Samadhi heraus wahrgenommen werden kann, einem durch Meditation erreichbaren Bewusstseinszustand, der sich hirnphysiologisch grundlegend von Schlaf-, Wach- und Traumzustand unterscheidet. Samadhi bedeutet im Sanskrit so viel wie „Versenkung“ und meint das Aufgehen des Meditierenden in dem „Objekt“, über das meditiert wird.

Im Samadhi nimmt das Bewusstsein letztendlich die Form des nicht-lokalen Bewusstseins an. „In ordinary life, we are not aware of this unity of all things, but divide the world into separate objects and events. This division is, of course, useful and necessary to cope with our everyday environment, but it is not a fundamental feature of reality. It is an abstraction devised by our discriminating and categorizing intellect. To believe that our abstract concepts of separate 'things' and 'events' are realities of nature is an illusion." (Capra, 1975) Samadhi ist der Zustand, „in which the basic unity of the universe is experienced. [...] The basic oneness of the universe is [...] one of the most important revelations of modern physics." (Capra, 1975) Hier bestehen starke Parallelen zwischen der Quantenphysik und östlicher Philosophie, die eben diese Einheit des Universums sowie die Illusion des Getrenntseins schon vor langer Zeit erkannte: „Quantum theory forces us to see the universe not as a collection of physical objects, but rather as a complicated web of relations between the various parts of a unified whole. This, however, is the way in which Eastern mystics have experienced the world [...]." (Capra, 1975) „It has been less than half a century that we have come to know the distributed holographic domain scientifically. Spiritual disciplines have worked with insights into this domain for eons." (Pribram, 2006)

Eine Beobachtung bzw. die Entscheidung zu einer Beobachtung geschieht nicht von der Ego-Ebene aus, sondern von der subtilen Ebene des nicht-lokalen Bewusstseins. Auf genau dieser Ebene liegt der wirkliche freie Wille.

Indem das Bewusstsein die Quantenwellenfunktion kollabieren lässt, wählt es aus, mit welchem Ergebnis der Kollaps endet. Da es sich hierbei um eine bewusste Erfahrung handelt, folgt daraus, dass wir uns Erfahrungen bewusst aussuchen, uns aber der zugrunde liegenden Prozesse nicht bewusst sind. Aus Sicht der „klassischen" Welt handelt es sich bei diesem Auswahlprozess um Zufall, jedoch ist es im transzendenten Bereich eine echte Auswahl – „das Gegenteil von Zufall ist Auswahl." (Goswami, 2007)

Der Beobachter stellt die Fragen und findet auch die Antwort, da er letztendlich das Beobachtete ist (denn alles ist Eins, wie wir gesehen haben). Wird eine Frage nicht präzise genug gestellt, bleibt der entsprechende Zustand in Superposition. Es muss präzise „nachgesehen" werden, um die Superposition kollabieren zu lassen. Daher kommt vermutlich unser Eindruck, bei einem nicht erklärbaren Ereignis handele es sich um Zufall – es ist kein Zufall, wir haben nur unsere Aufmerksamkeit nicht genau ausgerichtet, wir haben „unpräzise nachgesehen". Wir sind dann wie der „Welcher-Weg-Detektor" aus dem Doppelspalt-Experiment (Kapitel 1.), der die Beobachtungsschärfe reguliert hat.

Aus dem Umstand, dass wir uns den zugrundeliegenden Prozessen nicht bewusst sind, resultiert nach Auffassung von Goswami (2007) das Gefühl, ein von anderen getrenntes Ich zu sein – anstatt des Wir-Gefühls eines allumfassenden Bewusstseins.

Wenn wir davon ausgehen, dass Bewusstsein nur lokal und jeder individuelle Geist von allen anderen getrennt ist, kehrt alles, was man gerade nicht beobachtet, sofort in Superposition zurück. Realisieren wir jedoch, dass Bewusstsein nicht-lokal ist, sehen wir, dass widersprüchliche Ereignisse simultan erscheinen können. Wenn ein einzelner Beobachter die Landschaft beobachtet, wird es für einen anderen allerdings leichter, dieselbe Landschaft zu sehen. Genau dieses Prinzip haben wir in Kapitel 1.5. bei „Wigners Freund" gesehen.

Dies können wir anhand folgender Geschichte (Quelle unbekannt) veranschaulichen: Als sich Kolumbus' Schiffe allmählich der Nordamerikanischen Küste näherten, konnten die Indianer sie nicht sehen, weil sie von derartigen Objekten keine Vorstellung hatten (bereits in Teil I. haben wir gesehen, dass wir nur das sehen, was wir konditioniert sind zu sehen). Ein Medizinmann hat jedoch seltsame, ihm bisher unbekannte Wellenbewegungen wahrgenommen und sich gewundert, was diesen Effekt hervorruft. Plötzlich sah er die Schiffe. Als er diese Information den anderen Indianern weitergab und diese ihm vertrauten, konnten sie nun auch die Schiffe sehen.

Eine interessante Schlussfolgerung aus diesen Zusammenhängen ist folgende: Jeder Gedanke wird, weil es nur ein Bewusstsein gibt, überall im Universum gleichzeitig gedacht, allerdings mit individuellen Tendenzen und Schwerpunkten. Dies ist vergleichbar mit einem gutbesuchten Kinofilm: Jeder Zuschauer findet sich in anderen Aspekten des angesehenen Films wieder und denkt, dieses Wiederfinden geschähe mit seinem individuellen Geist (bzw. Ego), der jedoch eine Illusion ist. Es stellt sich die Frage, wie sich widersprechende Gedanken gleichzeitig gedacht werden können. Dies liegt daran, dass wir einen transzendenten Bereich haben, aus dem alles hervorgeht – einem nicht-lokalen Bewusstsein ist es in jedem Fall möglich, widersprüchliches zu beinhalten.

Nach Auffassung des Monistischen Idealismus gehen materielle und geistige Objekte aus dem nicht-lokalen Bewusstsein hervor. Wir machen nun als Subjekte unsere Erfahrungen mit diesen Arten von Objekten und sind somit stets damit verbunden. Hierbei ist das Subjektive mit dem nicht-lokalen Bewusstsein identisch (denn es gibt nur ein Bewusstsein), es handelt sich dabei also um etwas, das eine Einheit herstellt. Demnach ist das Gefühl des Getrenntseins, das jeder kennt, nur eine Illusion, die aber durch *Meditation* aus dem Samadhi heraus als solche erkennbar ist. „Wenn wir über die wahre Natur unseres Selbst meditieren, werden wir [...] die Entdeckung machen, dass es hinter all der Verschiedenheit und Mannigfaltigkeit [die wir in unserem alltäglichen Leben erfahren und die wir in der ganzen Welt sowie im gesamten Universum sehen] nur ein einziges Bewusstsein gibt." (Goswami, 2007) Jeder von uns und alles Leben im Universum ist ein Aspekt der unendlichen Vielfalt dieses Bewusstseins. Auf das Thema Meditation kommen wir in Kapitel 6. zurück.

Aufgrund dieser Sachverhalte können wir von einem (oder genauer: von *dem*) Einheitsfeld des Bewusstseins sprechen, da einerseits das Nullpunktfeld und andererseits das nicht-lokale Bewusstsein besteht – beide haben identische Eigenschaften und können als Synonyme aufgefasst werden.

Goswami (2007) grenzt den Monistischen Idealismus insbesondere von Religion ab: Der wesentliche Unterschied besteht darin, dass Religion das nicht-lokale Bewusstsein durch Gott ersetzt, der dort nun als transzendenter Schöpfer der geistigen und materiellen Welt angesehen wird und unabhängig von uns existiert. Dadurch wird er als jemand betrachtet, der unsere Welt (und z. T. auch unsere Geschicke) von außen beherrscht und lenkt. Dies fördert das Gefühl des Getrenntseins, welches aus Sicht des Monistischen Idealismus zur Erfahrung von Leid führt. „Um Leiden zu vermeiden, müssen wir uns nach innen wenden und anfangen, uns selbst zu erkennen [...]. Daraus macht die Religion das Dogma, dass wir uns Gott zuwenden müssen und dass diese Hinwendung zu Gott das Wichtigste in unserem Leben ist, wenn wir Erlösung finden wollen. Den Weg zu dieser Erlösung schreiben dann Praktiken vor, die auf der Basis der ursprünglichen Lehren den Sittenkodex der jeweiligen Religion bilden." (Goswami, 2007) Die konsequente Umsetzung dieses Sittenkodex zum Wohl von Mensch, Tier und Umwelt wird von religiösen Vertretern leider nicht sichergestellt oder offen diskutiert.

Hierbei haben aus Sicht von Goswami (2007) alle exoterischen Religionen, also Religionen, die nach außen gerichtet sind, und eine

Gottheit (oder Gottheiten) als von einem persönlich getrennte Instanz ansehen, folgende Eigenschaften: Sie gehen i. d. R. davon aus, dass unsere gegenwärtige Lebensweise falsch ist und wir Unwissende, Leidende oder Erbsünder sind. Das Versprechen der Religionen lautet, dass wir nur dann von der falschen Lebensweise wegkommen können, wenn wir uns an die entsprechenden Praktiken halten (Erleuchtung, Leben im himmlischen Reich). Dies ist nur dadurch zu erreichen, dass man der entsprechenden Religion angehört und die dort vorgeschriebenen Regeln und Gesetze befolgt, welche von Religion zu Religion unterschiedlich sind. Gemeinsam ist ihnen jedoch die Verneinung, Ablehnung und häufig auch die Verunglimpfung allem nach innen Gerichteten, das von einem transzendenten Bewusstsein ausgeht. Interessant ist hierbei der Dualismus (richtig/falsch, Himmel/Hölle), der in einem transzendenten Bewusstsein nicht vorgesehen ist.

Zwar sind die (leider, wenn überhaupt, oftmals nur theoretisch existenten) ethischen Grundsätze der Religionen begrüßenswert und nützlich, aber die Religion wird durch wissenschaftliche Fakten ausgehöhlt und – so ist die Trennung von Welt/Mensch einerseits und Gott andererseits seit langem widerlegt (Goswami, 2007). Vielmehr wurde eine fundamentale Einheit nachgewiesen, d. h., alles im Universum, inklusive uns selbst, ist göttlich. Sinnvoll wäre es in diesem Zusammenhang unter Umständen, eine neue Begrifflichkeit zu entwickeln, da der Begriff „Gott“ bereits sehr stark mit anderen Assoziationen, Vorstellungen und Bedeutungen belegt ist.

„Jede willkürlich aufgestellte Norm stellt eine klare Antithese zur Wissenschaft dar. Ähnlich verhält es sich auch mit dem Gerede, in der wissenschaftlichen und technologischen Praxis ethische Normen aufzustellen; es bleiben Phrasen, solange Ethik nicht auf festen wissenschaftlichen Prinzipien gründen kann. [...] Letzte Entwicklungen in der Quantenphysik lassen es durchaus denkbar erscheinen, dass die Physik

Wesentliches zum Thema Ethik und Werte beizutragen hat. Schon aus [...] Aspects Experiment ergibt sich in der Konsequenz, dass unsere Trennung von der Welt – und auch von „Gott" – eine Illusion ist. Allein das macht manchen Mut zu sagen, dass das Quanten-Weltbild Ethik und Werte zulässt, ja sogar verlangt." (Goswami, 2007) Diese Ethik „sollte nicht durch zum Ritus gemachte Glaubenssysteme ihre Funktion einbüßen. Sie sollte dem menschlichen Bestreben nach innerer Kreativität entspringen; und sie muss Bedeutung haben. Es liegt auf der Hand, dass eine so geartete Ethik zuweilen in Widerspruch zur materialistisch-realistischen Denkweise geraten muss." (Goswami, 2007)

Häufig versuchen wir, richtige und falsche Dinge aufzuteilen und damit ins Gleichgewicht zu kommen. Diese dualistische Denkweise führt jedoch zu Problemen, da sie verlangt, nach absoluten Normen zu urteilen. Somit wird das Vermögen der urteilenden sowie der beurteilten Person begrenzt. Religionen beinhalten laut Goswami (2007) jedoch Dualismus, der ebenfalls vom Monismus abzugrenzen ist. Während der Monismus als Grundlage eine einzige Basis hat, bezieht sich der Dualismus immer auf zwei Aspekte. Dazu neigt Religion (z. B. die Dualität von Himmel und Hölle).

Zum Thema Religion ist eine Umfrage von Larson und Witham (1998) unter führenden Wissenschaftlern in den USA interessant, die ergeben hat, dass lediglich 7 % unter ihnen an ein göttliches Wesen im religiösen Sinn glauben. Vorläufer dieser Umfragen ergaben noch 15 % (im Jahr 1933) bzw. 27 % (im Jahr 1914). Die gleiche Umfrage wurde (ebenfalls im Jahr 1998) unter allgemein wissenschaftlich Tätigen durchgeführt; hier glauben 40 % an ein göttliches Wesen im religiösen Sinn. Interessant ist, dass der Anteil derer, die an ein göttliches Wesen glauben, bei den führenden Wissenschaftlern deutlich niedriger ist als bei den allgemein wissenschaftlich Tätigen und dass offensichtlich generell in Wissenschaftskreisen ein derartiger Glaube deutlich weniger verbreitet ist. Dies dürfte damit zusammenhängen, dass ein Wissenschaftler (und ein führender Wissenschaftler besonders) die Absicht hat, Erkenntnisse zu gewinnen, fundiertes Wissen anzusammeln und immer wieder kritisch zu überprüfen – damit hat Religion größte Schwierigkeiten. Auch der kontinuierlich fallende Anteil im Zeitverlauf ist nachvollziehbar: Je mehr Kenntnis man im Lauf der Zeit in naturwissenschaftlicher Hinsicht gewonnen hat, umso unmöglicher ist es geworden, an religiöse Gotteskonzepte zu glauben oder an diesen festzuhalten. Glaube durch Wissen zu ersetzen ist als Bestandteil von Fortschritt zu sehen.

Eine Studie von Holder (2008) liefert interessante Hinweise: Während speziell von Gläubigen immer wieder betont wird, Religion mache glücklich, wurde nun ermittelt, dass dem nicht so ist. Religion wird hier, vollkommen korrekt, ganz klar zu Spiritualität abgegrenzt. „Children's spirituality, but not their religious practices […], was strongly linked to their happiness. Children who were more spiritual were happier." Laut Holder (2008) kommen ähnliche Studien mit Jugendlichen und Erwachsenen zu gleichen Ergebnissen.

Dinge zu *untersuchen* und kritisch zu *hinterfragen* ist ein wichtiger Aspekt. In diesem Zusammenhang sagte Mark Twain, in Religion und Politik seien der Glaube und die Überzeugungen der Menschen in fast jedem Fall aus zweiter Hand und ohne kritische Betrachtung von Autoritäten übernommen, die ihren Glauben und ihre Überzeugungen ebenfalls aus zweiter Hand und ohne kritische Betrachtung von Personen übernommen haben, deren diesbezügliche Auffassungen keinen Pfifferling wert seien. D. h., es werden Ansichten und Denkweisen von anderen Personen widergespiegelt, was natürlich eine begrenzte Wahrnehmbarkeit von Möglichkeiten zur Folge hat. Außerdem wird dadurch nicht wirklich Individualität gelebt – man glaubt, individuell zu sein, jedoch kopiert man das Denken anderer. Hier passt der Appell von John Mason: „You were born an original – don't die a copy." Gleichzeitig erinnert diese Thematik an einen Ausschnitt aus dem Bühnenprogramm „Denken lohnt sich" von Vince Ebert. Gegen Ende des Programms führt er als Demonstration der „Individualität als Massenphänomen" einen Versuch durch. Dort werden vier Metronome so angestoßen, dass sie nicht im gleichen Rhythmus ticken – jedes ist individuell und zunächst unabhängig. Nun werden die Metronome auf eine kleine Schaukel gestellt, die durch das Ticken der Metronome allmählich selbst zu wippen beginnt. Dieses Wippen wirkt auf die Metronome zurück, so dass diese alle beginnen, denselben Rhythmus einzunehmen. Zwar „denkt" jedes Metronom nach wie vor, individuell zu sein, d. h., seinen eigenen Rhythmus zu haben, jedoch findet unbemerkt eine Orientierung an der „Masse" statt. Die Schaukel dient letztendlich als externe Einflussquelle dazu, die Metronome in denselben Rhythmus zu bringen – es ist offensichtlich, dass der Einfluss von außen auch in unserer Gesellschaft stattfindet. Vince Ebert schließt sein Bühnenprogramm in adäquater Weise mit der gewitzten Aussage: „Denken Sie selbst, sonst tun es andere für Sie." Dieser Rat erscheint durchaus sinnvoll.

Obwohl aufgrund der oben erläuterten Betrachtung die Überwindung von Glaubenssystemen sicherlich sinnvoll erscheint, könnte nun kritisch angemerkt werden, dass es sich bei den hier vorgestellten Aspekten ebenfalls um ein Glaubenssystem handele. Die passende Antwort darauf gibt Goswami (2007): „Benutze sie [...], um die existierenden Glaubenssysteme abzulegen, die bloß Deinen Geist und Dein Herz in Fesseln legen. Wenn Du die geeigneten Mittel hast, schließe Dich [...] in ihrem Bemühen für ein aufgeklärtes Leben an." Wichtig ist: „Unsere Gedanken, unsere Überzeugungen, Meinungen und Ansichten hängen nicht an uns. Sie fallen weg, wenn wir nicht an ihnen festhalten." (Goswami, 2007) Darüber hinaus hängen Glaubenssysteme mit Dingen zusammen, die angenommen (also ge*glaubt*) werden, ohne dass diese einer Überprüfung unterzogen werden. Die hier dargestellten Punkte sind jedoch Prüfungen unterzogen worden (empirische Untersuchungen, Studien, Experimente). Die ergänzend aufgeführten philosophischen Aspekte, die sehr stark mit den dargestellten Forschungsergebnissen Hand in Hand gehen, grenzen sich bereits durch ihren Ursprung von jedem Glauben ab, da eine Philosophie als Denkrichtung und nicht als Glaubenssystem anzusehen ist.

3.8.2. Der subjektive Geist

Der subjektive Geist verfügt mit dem Gehirn über eine Organisation von Sinneswahrnehmung, mit deren Hilfe andere lokale Phänomene als Objekte wahrgenommen werden. Auch das Gehirn ist nach Goswami (2007) ein Objekt innerhalb des nicht-lokalen Bewusstseins. Daher liegt auch die von uns allen erfahrene Realität innerhalb dieses Bewusstseins. Manifestiert sich eine Beobachtung in Form einer subjektiven Erfahrung, kommt es zu einem lokalen Phänomen. Das nichtlokale Bewusstsein mit seiner Fülle an Möglichkeiten drückt sich hier in einem subjektiven Geist aus, dessen Sitz das Gehirn ist. Genauer könnte sich das individuelle Bewusstsein in den *Mikrotubuli* der Neuronen befinden (siehe Abschnitt 5.2.).

Die weitgehende Einigkeit über das Erscheinungsbild unserer Welt und deren „objektive" Wirkung resultiert nach Goswami (2007) aus zwei Sachverhalten: Erstens hängt es mit den vergleichsweise enormen Massen „klassischer" Körper zusammen, deren Quantenwellen ja bereits kollabiert sind. Bei makroskopischen Objekten können Bewegungen also sehr genau berechnet werden – der Mond ist schließlich immer genau da, wo man ihn auch erwarten würde. Zweitens sind makroskopische Körper sehr komplex und haben somit einen, wie oben erwähnt, langen Lebenszyklus. Daraus resultiert der Eindruck von Kontinuität und die Vorstellung, dass die Welt unabhängig von uns sei. Jedoch befinden sich sämtliche Phänomene und „klassischen" Objekte, auch Raum und Zeit, innerhalb des nicht-lokalen Bewusstseins.

Wir haben bereits gesehen, dass dem Akt des Beobachtens eine besondere Rolle zukommt. Offensichtlich bewirkt es eine Veränderung des Geschehens – am Beispiel des Doppelspalt-Experiments: Das Photon bzw. Elektron verhält sich erst wie eine Welle, und nur wenn es beobachtet wird, verhält es sich wie ein Teilchen.

Zieht man nun in Betracht, dass alles um uns herum aus Atomen und diese wiederum zu einem großen Anteil aus Elektronen bestehen, ist dies eine Implikation dafür, dass wir maßgeblich an der Gestaltung unserer Umgebung beteiligt sind. Jedoch stellt sich die Frage, wer oder was genau diesen Einfluss hervorruft. Wer oder was ist der Beobachter? In letzter Konsequenz steht hier das Bewusstsein, genauer gesagt: Das sich im Gehirn als individuelles Bewusstsein widerspiegelnde nicht-lokale Bewusstsein. Es sorgt dafür, dass die Wellenfunktion eines sich in Superposition befindenden Quantensystems kollabiert, um in unserer Welt etwas manifestieren zu lassen.

Die Superposition ist der im Monistischen Idealismus erwähnte *transzendente Bereich*, der dem nicht-lokalen Bewusstsein entspricht. Bewusstsein ist hierbei alles, was existiert. Das Experiment von Aspect untermauert, dass die signallose Fernwirkung von einem Teilchen auf ein anderes bzw. die Nicht-Lokalität in genau diesem transzendenten Bereich stattfindet.

4. Zwischenfazit

Aufgrund der Komplexität des Themas wollen wir an dieser Stelle einmal zusammenfassen, was wir im Teil II. bisher erörtert haben. Wir haben mit dem Doppelspalt-Experiment begonnen, welches aufgezeigt hat, dass offensichtlich ein Unterschied darin besteht, ob eine Beobachtung stattfindet oder nicht: Findet sie statt, offenbart sich ein Photon oder Elektron als Teilchen, doch bei Unterlassen der Beobachtung zeigt das Photon oder Elektron seine Wellennatur. Wir sind anschließend zu Quantensystemen übergegangen, die sich von makroskopischen Systemen grundlegend unterscheiden, denn hier taucht plötzlich Superposition auf, das simultane Vorhandensein aller potentiellen Möglichkeiten. Wird das Quantensystem hinreichend dekohärent, reduziert sich die Superposition zu einem singulären Ereignis.

Anschließend haben wir Hardys Paradoxon und das Experiment der verzögerten Entscheidung kennen gelernt. Im Versuchsaufbau des Mach-Zehnder-Interferometers wird ein Elektron geteilt und über zwei verschiedene Wege geschickt, an deren Ende eine Zusammenführung stattfindet. Beim parallelen Aufbau zweier Mach-Zehnder-Interferometer kreuzt sich nun ein Weg des ersten mit einem Weg des zweiten Interferometers. Das paradoxe Ergebnis des Versuchs ist, dass ein Elektron den einen und ein Positron den anderen Weg zurücklegt, beide sich aber begegnen und sich nicht gegenseitig auslöschen, was eigentlich zu erwarten gewesen wäre.

Das Experiment der verzögerten Entscheidung verläuft mit ähnlichem Aufbau, nur wird diesmal ein Photon geteilt und beide Wege entlang geschickt. Am Ende der Wege wird zunächst auf die Zusammenführung des geteilten Photons verzichtet und man stellt fest, dass entlang beider Wege tatsächlich jeweils ein sich als Teilchen verhaltendes Photon gegangen ist. Wird die Entscheidung darüber, ob die Zusammenführung stattfinden soll oder nicht, im allerletzten Moment getroffen, ist das Photon längst an der Stelle, wo es geteilt wird, vorbeigezogen. Es kann also nicht „wissen", ob die Zusammenführung stattfinden wird oder nicht. Findet sie statt, offenbart sich das Photon als Welle. Bei fehlender Zusammenführung verhält sich das Photon als Teilchen. Dieses paradoxe Verhalten des Photons erscheint zunächst etwas irritierend. Die Erklärung ist, dass es sich in zwei Wellenpakete aufteilt und jedes einen Weg entlanggeht – und zwar potentiell. Wir kollabieren die Wellenfunktion mit unserer Entscheidung darüber, ob wir die Zusammenführung tatsächlich realisieren oder nicht.

Aus diesen Erkenntnissen ergibt sich, dass Bewusstsein irgendwie involviert sein muss, und wir gelangen zum Schluss, *dass kein Phänomen real ist, bis es beobachtet wird.*

Des Weiteren haben wir Schrödingers Katze kennen gelernt, ein Gedankenexperiment, welches die Superposition und deren Kollaps anschaulich darstellt. Obwohl es sich um ein Gedankenexperiment handelt, sind Superpositionen experimentell, auch im makroskopischen Bereich, gezeigt worden. Eine Variation ist „Wigners Freund". Hier sehen nicht wir selbst sondern ein Freund nach, was mit der Katze passiert. Er berichtet uns dann, was er beobachtet hat. Wir könnten alternativ ein Messgerät zum Nachsehen verwenden – dies stellt jedoch einen Unterschied zu einem bewussten Beobachter dar. Zwar kann ein Messgerät etwas aufzeichnen, jedoch besteht eine wirklich vollständige Messung erst dann, wenn ein bewusster Beobachter diese wahrnimmt. Hat sich ein Ereignis manifestiert, wird es von einem zweiten Beobachter identisch wahrgenommen. Das Paradoxon hält sich nur bei der Annahme, dass jede Person ein unabhängiges Bewusstsein hat. Nehmen wir ein alles umfassendes nicht-lokales Bewusstsein an, stellt sich das Problem nicht.

Wir hatten ebenfalls die Nicht-Lokalität kennen gelernt, die ebenfalls experimentell nachgewiesen wurde. Zwei verschränkte Teilchen üben einen Einfluss aufeinander aus, der unabhängig von der räumlichen Distanz zwischen ihnen besteht.

Über verschiedene Etappen der Vereinheitlichung kamen wir schließlich bei der Superstring-Theorie an. Nach der Annahme dieser Theorie besteht Materie auf einer fundamentalen Ebene aus verschiedenartig vibrierenden Strings. Die Superstring-Theorie ist eine Feldtheorie – in diesem Zusammenhang haben wir mit dem synonym zu sehenden Begriff des Nullpunktfeldes ein nicht-lokales Feld erläutert, das im ganzen Universum vorherrscht und alles miteinander verbindet. Wir haben anschließend eine Parallele zum Hologramm gezogen. Dies erscheint plausibel, da die Superstring-Theorie das holographische Prinzip beinhaltet. Ein Hologramm ist dadurch charakterisiert, dass auf einer zweidimensionalen Fotoplatte durch Interferenz von Lichtwellen eine dreidimensionale Erscheinung eines Objekts erzeugt werden kann. Dabei ist es unerheblich, ob die gesamte Fotoplatte oder nur Teile davon beleuchtet werden – auch in einzelnen Teilen sind die Informationen des Ganzen enthalten. Betrachtet man das gesamte Universum aus der holographischen Perspektive – und es existieren experimentelle Hinweise zur Untermauerung dieser Sichtweise –, können wir von einer impliziten Ordnung sprechen, d. h., dass alle potentiellen Möglichkeiten in eingefalteter Form vorhanden sind und durch den Akt des Beobachtens in eine explizite Ordnung, die sich manifestierende Realität, übersetzt wird. Man kann dies mit dem simultanen Vorhandensein von Radiosendern vergleichen (implizite Ordnung): Stellen wir ein Radio auf einen bestimmten Sender ein, entfaltet er sich (explizite Ordnung) unter Vernachlässigung der übrigen Sender. *So erschaffen wir Realität.*

Die holographische Betrachtung bzw. das Nullpunkt- oder Superstring-Feld können wir uns in Analogie zur Philosophie des Monistischen Idealismus ansehen. Diese Philosophie kennt keine Dualität, sondern sieht einen materiellen und einen geistigen Bereich, die beide aus einem transzendenten Bereich hervorgehen, dem nicht-lokalen Bewusstsein.

Gelingt es uns, z. B. durch Meditation, in den Zustand des sog. Samadhi, einen hirnphysiologisch klar definierten Bewusstseinszustand, zu gelangen, nimmt unser Alltagsbewusstsein die Form dieses nicht-lokalen Bewusstseins an. Wir erkennen dann, dass alles im Universum ein Aspekt dieses Bewusstseins ist.

Wir wollen nun einmal die wesentlichen Unterschiede zwischen der Quantenphysik und der „klassischen" Physik bzw. des Materialismus, der die Annahme vertritt, Materie sei die Grundlage allen Seins, ansehen. In der klassischen Physik und im Paradigma des Materialismus wird die Annahme vertreten, alle Dinge um uns herum beständen unabhängig von uns (Prinzip der Objektivität). Bewusstsein ist hier ein Sekundärphänomen aufgrund chemisch-physikalischer Gegebenheiten, es gehört zum Erscheinungsbild des Gehirns dazu (Epiphänomenalismus). Dieses Weltbild ist sehr mechanistisch, das Universum stellt man sich aus wissenschaftlicher Sicht wie eine Ansammlung von Billardkugeln verschiedener Größen vor, die aufeinander einwirken – sind diese Kräfte bekannt, sind i. d. R. Berechnungen darüber möglich, wo jede Kugel war oder sein wird (Kausalität/Determinismus). Alle Wechselwirkungen zwischen Objekten müssen nach klassischer Auffassung eine bestimmte endliche Geschwindigkeit aufweisen, Einwirkungen von außen gibt es nicht (Prinzip der Lokalität). Schließlich gilt das Postulat, alles in der Welt bestehe aus Materie, Dinge wie Bewusstsein oder Kraftfelder seien ebenfalls auf Materie zurückzuführen (materialistischer Monismus).

Wie die Quantenphysik jedoch immer wieder stetig gezeigt hat, sind die klassischen Annahmen nicht aufrecht zu erhalten: Objektivität ist, wie das Doppelspalt-Experiment gezeigt hat, nie gegeben, da das Subjekt durch den Akt des Beobachtens stets auf das Objekt einwirkt, d. h., Subjekt und Objekt verschmelzen sozusagen (man weiß nicht, wo das Subjekt endet und das Objekt beginnt). Um das Verhalten von Quantenobjekten nachvollziehen zu können, muss *Bewusstsein* ins Geschehen einfließen. Es hat also aufgrund des Einsseins von Subjekt und Objekt nicht die Rolle eines Sekundärphänomens, denn als ein solches könnte es nie einen Einfluss darauf nehmen, ob sich ein Elektron als Welle oder Teilchen zu erkennen gibt. Dies spricht gegen das Postulat des Epiphänomenalismus (Goswami, 2007).

Im Doppelspalt-Experiment konnte nicht eindeutig geklärt werden, durch welchen der beiden Spalte das Elektron letztendlich ging. Es liegt eine wahrscheinlichkeitstheoretische Grundlage vor, Kausalität bzw. Determinismus findet hier deshalb keine Gültigkeit. Das Prinzip der Lokalität wird durch die quantenphysikalische Nicht-Lokalität abgelöst, dies haben die Experimente von Aspect gezeigt, in denen Veränderungen an einem Teilchen zu einer sofortigen und direkten Veränderung am korrelierten Teilchen führe (Goswami, 2007).

Goswami (2007) führt als Zusatzargument für die Nicht-Lokalität an, dass lokale Signale, welche sich von einem Ursprung in den Raum ausbreiten, mit ihrer Entfernung von ihrem Ursprung schwächer werden. Eine nicht-lokale Kommunikation wird durch Entfernungen hingegen nicht beeinflusst.

Schließlich haben wir das Prinzip der Resonanz kennen gelernt. So wie ein Radio auf einen bestimmten Sender eingestellt werden kann, so schwingen wir uns mit unseren Gedanken auf die Manifestation einer bestimmten Realität ein. Wir erkennen dann nicht mehr, dass grundsätzlich eine andere Realität möglich ist, denn es sind eigentlich alle potentiellen Möglichkeiten vorhanden – obwohl wir sie nicht wahrnehmen. Ein Radio kann auch nur einen einzigen Sender darstellen, jedoch kämen wir selbstverständlich nicht auf die Idee anzunehmen, die anderen Sender seinen nun verschwunden.

So wie wir ein Radio auf einen bestimmten Sender einstellen, so „empfangen" wir durch unsere Gedanken eine bestimmte Realität. Viele Hinweise aus der Wissenschaft deuten tatsächlich darauf hin, *dass wir Realität erschaffen*. Mit anderen Worten: *Realität ist veränderbar*.

5. Das Gehirn und das individuelle Bewusstsein

In diesem Kapitel greifen wir hauptsächlich die bisher vorgestellten quantenphysikalischen und holographischen Gesichtspunkte auf und sehen uns vor diesem Hintergrund das Gehirn an. Zunächst werden wir neben den in Teil I. erläuterten Eigenschaften des Gehirns ein Quanten-Teilsystem kennen lernen, das über etwas andere Eigenschaften verfügt. Wir werden sehen, wie Wahrnehmung aus quantenphysikalischer Sicht funktioniert. Ebenso werden wir das Orchestrated-Objective-Reduction-Modell kennen lernen, das uns aufzeigt, wie und wo im Gehirn sich das nicht-lokale Bewusstsein niederschlägt. Dort werden wir sehen, dass es in den Neuronen sog. Mikrotubuli gibt, in denen geeignete Bedingungen für Superpositionen herrschen. Im Anschluss werden wir betrachten, wie das Gehirn als holographischer Computer zu arbeiten scheint und so die Realität konstruiert.

5.1. Quantenphysikalische Prozesse im Gehirn

5.1.1. Eigenschaften des Quanten-Teilsystems des Gehirns

In Teil I. haben wir das „klassische" Teilsystem des Gehirns kennen gelernt. Es entwickelt Gedächtnis und bildet damit ein Referenzsystem für Erfahrungen, indem es „Aufzeichnungen" von Reduktionen macht. Darüber hinaus können wir davon ausgehen, dass das Gehirn außerdem über ein Quanten-Teilsystem verfügt, denn irgendwo dort müssen Superpositionen zum Kollaps gebracht werden – wo dies geschieht, sehen wir in Kapitel 5.2. Das Quanten-Teilsystem dient außerdem als Medium für (individuelles) Bewusstsein und Kreativität.

Das Feuern bestimmter Neuronen im Gehirn ist vom Feuern korrelierter (nicht zwingend direkt benachbarter) Neuronen begleitet, damit Intelligenz überhaupt entstehen kann. Hierbei handelt es sich, wie im Experiment von Aspect, um *nicht-lokale Korrelationen*. Goswami (2007) wertet dies als Hinweis darauf, dass das „Denken an sich" von der Natur von Quantenereignissen abhängt. Darauf hatten wir bereits in Teil I. hingewiesen, als wir dort in Kapitel 4. die Notwendigkeit einer feldtheoretischen Betrachtung neuronaler Aktivität angesprochen haben.

In einem von Goswami (2007) beschriebenen Experiment wurden Gehirnwellen aus unterschiedlichen Teilen des Gehirns von Probanden gemessen, während sich diese in einem meditativen Zustand befanden. Hierbei ist von den Experimentatoren festgestellt worden, dass sämtliche Hirnwellen kohärent waren (hier nicht im Sinn einer Superposition, sondern im Sinn eines „Gleichklangs" bzgl. der Wellenmuster). Goswami (2007) erwähnt andere Experimente, die zeigen, dass der Grad an Kohärenz der Hirnwellen mit dem Grad des Gefühls kosmischer Einheit, von dem die Meditierenden hinterher berichtet haben, zunahm. Eine Erweiterung dieser Experimente, in welcher die Messung an zwei Probanden simultan möglich war, zeigte laut Goswami (2007) eine personenübergreifende Kohärenz auf. Dies lässt keinen anderen Schluss als das Vorhandensein von Nicht-Lokalität zu.

5.1.2. Das Gehirn als Werkzeug für Wahrnehmung

Das Gehirn ist zu einem großen Teil so etwas wie ein Messapparat, der unsere Wahrnehmung durch Augen, Ohren usw. misst. Aus klassischer Sicht ist, wie oben angedeutet, das Bewusstsein ein Epiphänomen neuronaler Aktivität. Begründet wird dies z. B. mit eintretenden Veränderungen des Gehirns durch die Einnahme von Medikamenten oder Drogen, was zur Veränderung bewusster Ereignisse führt. Aus quantenphysikalischer Sicht ist dies für Goswami (2007) jedoch keine Überraschung: Wenn der Messapparat verändert wird, ändert sich in jedem Fall auch das, was gemessen wird. Daher ändern sich auch die Ereignisse.

Folgendes Beispiel von Wolf (1989b) erläutert, wie es zu einem bestimmten mentalen Zustand kommt: Angenommen, ein Bild W_1 repräsentiert die Mutter einer Person und ein anderes Bild W2 die Schwester. Diese beiden Bilder in Superposition können das emotionale Bild E1 einer glücklichen Frau bilden, wenn W_1 mit einer geduldigen und W_2 mit einer lachenden Person assoziiert wird. Zusätzlich zu E_1 kann ein weiteres Bild eines emotionalen Zustandes E_2 kommen, welches aus der Superposition von beispielsweise einer Freundin (W_3) und einer Cousine (W_4) besteht. E_2 könnte ein anderer emotionaler Zustand sein, den die Person mit Frauen in Verbindung bringt, z. B. Frustration. Ein Gedanke oder eine Meinung F_1 wäre nun die Superposition von E_1 und E_2. In F_1 sind die Bilder glücklicher sowie unglücklicher Emotionen enthalten, und könnte somit eine bestimmte feminine oder mütterliche Sichtweise repräsentieren. Der Gedanke bzw. die Meinung F_1 könnte mit F_2 in Superposition sein und ein archetypisches Frauen-Bild G_1 hervorrufen. Sind mehrere archetypische Bilder in Superposition, entsteht ein „Super"-Archetyp S_1, die Frau. Nachstehende Abbildung verdeutlicht die Zusammenhänge.

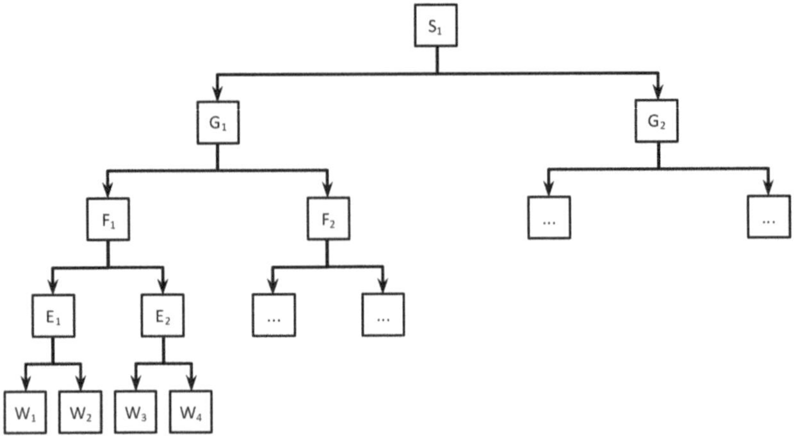

Abb. II.5.1: Beispiel zur Repräsentation eines mentalen Zustandes

Wolf (1989b) führt weiter aus: In diesem Beispiel entsprechen komplementäre beobachtbare Ereignisse W, E, F, G und S komplementären Zuständen von Neuronen bzw. neuronalen Netzen (W: Identität einer Frau, E: emotionaler Zustand einer Frau, F: feminines/mütterliches Verständnis usw.). Wenn ein Neuron z. B. das Bild W_1 gespeichert hat und das Bild einer Frau vor das geistige Auge tritt, sorgt ein quantenphysikalischer „Operator“ W dafür, dass W_1 abgerufen und in den Gedächtnisspeicher „geladen“ wird. Dies führt zu einem Zustand, in welchem der Gedächtnisspeicher den Stand des Neurons reflektiert. Wenn das Neuron jedoch eine Superposition von W1 und W2 beinhaltet (dies wäre E_1), und der Gedächtnisspeicher mit diesem Neuron interagiert, wird gemäß der Kopenhagener Interpretation W_1 oder W_2 realisiert. Würde man die Viele-Welten-Interpretation zugrunde legen, würde in einer Welt W_1 und in der anderen W_2 realisiert.

Selbstreflexion oder Selbstbeobachtung bedeutet in diesem Zusammenhang für Wolf (1989b), dass wir gleichzeitig sowohl von den beobachteten Bildern W_1, W_2 usw. wissen (welche in den Neuronen hinterlegt sind) als auch uns darüber im klaren sind, dass wir W_1, W_2 usw. durch unsere eigene Beobachtung kreiert haben.

5.2. Das Orchestrated-Objective-Reduction-Modell

5.2.1. Überblick

Wie wir gesehen haben, spiegelt sich das nicht-lokale Bewusstsein in einem individuellen Bewusstsein oder Geist wieder und benutzt dazu das Gehirn. Die Frage, wo dies geschieht, wird im Rahmen des Orchestrated-Objective-Reduction-Modells (kurz: Orch OR) beantwortet. Das Modell ist, wie Hameroff (2006) ausführt, zu einem großen Teil experimentell bestätigt, während die abschließende Bestätigung einzelne Punkte noch aussteht.

Hameroff (1998a) geht in diesem Modell von Superpositionen sowie Quanten-Prozessen innerhalb von Neuronen aus, genauer: in den *Mikrotubuli* (dies sind röhrenförmige, aus dem Protein Tubulin bestehende Strukturen des Zytoskeletts einer Zelle), welche aufgrund ihres Aufbaus von der übrigen Zellumgebung abgeschirmt sind.

Mikrotubuli sind nach Tuszynski und Woolf (2006) sehr wichtig für die Neurokognition: Beispielsweise haben Untersuchungen gezeigt, dass Neuronen innerhalb der ersten 35 Tage nach der Geburt im visuellen Kortex hohe Mengen von Tubulin produzieren. In dieser Zeit entstehen die meisten Synapsen und das visuelle Lernen findet in seiner intensivsten Form statt.

Einzelne Mikrotubuli sind laut Woolf (2006) sensibel für Quanteneinflüsse anderer Mikrotubuli, in denen Superpositionen vorherrschen: In der Superpositionsphase korrespondieren Tubuline innerhalb eines Mikrotubulus miteinander, verschränkte Mikrotubuli innerhalb eines Neurons korrespondieren ebenfalls miteinander, d. h., sie sind kohärent. Quanten-Zustände in Mikrotubuli eines bestimmten Neurons breiten sich nicht-lokal auf die Mikrotubuli benachbarter Neuronen aus. Die so in Korrespondenz stehenden Neuronen feuern synchron und erscheinen daher wie „ein großes“ Neuron. Dies hatten wir in Teil I. bereits angedeutet.

Nach einer Beschreibung von Hameroff (1998a) baut sich in mehreren Mikrotubuli ein *Energieniveau* auf: Je mehr Mikrotubuli beteiligt sind, umso kürzer ist das Zeitintervall bis zum Kollaps der Superposition, da das Energieniveau dann umso schneller erreicht wird. Jedes Neuron enthält durchschnittlich 107 Mikrotubuli; wenn z. B. 10 % der Mikrotubuli jedes Neurons kohärent wären, wäre eine Reduktion innerhalb der Mikrotubuli von ca. 1.000 Neuronen notwendig, um einen bewussten Moment nach 500 ms zu erleben, und eine Reduktion innerhalb der Mikrotubuli von ca. 5.000 Neuronen, um einen bewussten Moment nach 100 ms zu erfahren. Mit anderen Worten: Je weniger Neuronen kohärent sind, umso länger dauert es, bis ein bewusster Moment erlebt wird.

Die Superpositions-Phase innerhalb der Mikrotubuli beschreibt Hameroff (1998a) als einen „vorbewussten“ Status, der so lange aufrecht erhalten bleibt, bis der genannte Schwellenwert erreicht ist, der zur Reduktion führt. Danach werden singuläre und diskontinuierliche (diskrete) mikrotubuläre Zustände erreicht, welche Synapsen sowie andere neurale Membranaktivitäten regulieren. Diese Ereignisse sind bewusst – sie sind es, die bewusste Erfahrungen nach sich ziehen.

Dies spielt sich nach Hameroff (1998b) auf der *Planck-Skala* (10^{-33} cm bzw. 10^{-43} s) ab, von welcher man derzeit annimmt, dass sie die fundamentale Ebene des Universums darstellt. Somit beinhaltet das (individuelle) Bewusstsein letztendlich eine Verbindung zwischen dem Gehirn und dem Universum. Hier kann ein gewisser als Intuition interpretierbarer Einfluss des Universums auf das individuelle Bewusstsein vermutet werden, wenn wir bewusste Entscheidungen treffen.

Entscheidungen, die auf eine OR zurückgehen, sind für Hameroff (2006) nicht zufällig, sondern beeinflusst durch *Platonische Information* (z. B. Güte, Liebe, Gerechtigkeit), die in die Planck-Skala eingebettet sind. Diese nicht-zufällige und nicht-algorithmische Art des Entscheidens ist für Bewusstsein charakteristisch. Die Platonische Information liegt hier in Form von Archetypen vor, also grundlegenden „Mustern", die als eine Art Vorlage angesehen werden kann.

Die OR beschreibt nach Auffassung von Hameroff (2006) in der fundamentalen Raum-Zeit-Geometrie ablaufende Ereignisse, wobei die Raum-Zeit von der makroskopischen Ebene aus immer kleiner werdend über die Größenordnung von Atomen (10^{-8} cm) hinaus als „glatt" und kontinuierlich anzusehen ist – im Gegensatz zur Planck-Skala, wo ein granuläres und diskontinuierliches Muster, d. h. Information, vermutet wird. Die genaue Beschaffenheit der Planck-Skala ist nicht sicher bekannt, jedoch weiß man, dass sie Quanten-Natur hat und damit nichtlokal ist. Dies ist die Ebene, wo genannte Platonische Werte und „vorbewusste" Qualia existieren. Die Quanten-Prozesse im Gehirn innerhalb der Mikrotubuli verbinden uns mit der *fundamentalen Ebene* des Universums und haben einen Bezug zu einem bestimmten Muster „vorbewusster" Qualia. Das sequentielle Auftreten dieser Ereignisse erweckt den Eindruck, Bewusstsein sei kontinuierlich, während es eigentlich diskontinuierlich ist. Auch hier wird die quantenphysikalische Natur des Bewusstseins deutlich.

Mit dem Orch-OR-Modell konform gehen von Tuszynski und Woolf (2006) beschriebene Erkenntnisse, welche zeigen, dass es Moleküle im Gehirn gibt, die auf einer subneuralen Ebene quantenphysikalische Eigenschaften annehmen. In diesem Zusammenhang ist es für

Hameroff (2006) denkbar, dass Neuronen sich in Superposition (feuern – nicht feuern) befinden können.

5.2.2. *Selbstkollaps von Quantensystemen*

Die sich in (isolierter) Superposition befindenden Quantensysteme, welche Dekohärenzen der Umgebung meiden können, kollabieren jedoch wegen des oben beschriebenen Schwellenwertes trotzdem irgendwann. Diese Quantensysteme beschreibt Hameroff (1998a) als Blasen in der Größenordnung der Planck-Länge, die relativ instabil sind und daher kollabieren. Der objektive Schwellenwert, der zum Eintreten der Reduktion überschritten werden muss, entspricht laut Hameroff (1998a) einem bestimmten Energieniveau, welches wie folgt von der Größe des Quantensystems abhängig ist: Große Quantensysteme, wie z. B. die in Kapitel 1. erwähnte Schrödingers Katze, würden diese Schwelle nach 10^{-37} Sekunden Kohärenz erreichen und kollabieren, bei kleineren Systemen, wie z. B. einem Atom, wären dafür 106 Jahre notwendig. Bewusste objektive Reduktion im Gehirn kann nach 10 bis 500 Millisekunden eintreten. Die Größe bzw. Energie eines Quantensystems dieser Art in Superposition ist umgekehrt proportional zur Länge des Zeitraums bis zum Kollaps.

Da einmal kollabierte Superpositionen unter normalen Umständen zeitlich nicht reversibel sind, entsteht Hameroff (1998a) zufolge durch Kaskaden solcher Kollapse bzw. Reduktionen der Eindruck eines Vorwärtsfließens der Zeit und des Flusses von Bewusstsein.

5.2.3. *Biochemisches Feedback*

Mikrotubuli sind fähig, kohärente Superpositionen mit Hilfe von Brücken bestehend aus MAP (microtubule-associated protein) auf andere Mikrotubuli bzw. mit Hilfe bestimmter Verbindungswege auf andere Neuronen auszuweiten (Tuszynski & Woolf, 2006). D. h., die vorherrschenden Superpositionen werden durch ein biochemisches Feedback beeinflusst und das MAP begünstigt das Eintreten eines Kollapses (Hameroff & Penrose, 1996).

Interessant ist aus dieser Sicht für Richter et al. (2000) die Frage, wie eine *Wiedererkennung* funktioniert oder wie unvollständige Bilder vervollständigt werden: Zunächst befinden sich alle Möglichkeiten in Superposition. Es finden Beeinflussungen durch vorangehende Erfahrungen statt, welche im Aufbau der Verbindungen zwischen Dendriten und MAP hinterlegt sind. Bei Betrachtung eines unvollständigen Bildes oder der Wiedererkennung von etwa einer Person werden verschränkte Muster angesprochen, die sich in Superposition befinden. Wenn der Schwellenwert zum Kollaps erreicht ist, wird ein bestimmtes Muster ausgewählt. Welches Muster dies sein wird, hängt mit unserer Konditionierung zusammen. Dadurch ist die Auswahl bestimmter Muster wahrscheinlicher als die Auswahl anderer Muster.

5.2.4. Bedingungen für die Entstehung von Bewusstsein

Hameroff und Penrose (1996) nennen folgende drei Bedingungen für die Entstehung von Bewusstsein:

- Es muss ein hoher Grad an Kohärenz eines Quantenzustandes vorherrschen, eine bestimmte Menge an Teilchen muss so lange in Superposition sein, bis ein Schwellenwert erreicht ist. Gleichzeitig darf die Superposition nur begrenzt andauern, damit Denkprozesse möglich sind. Denn würde die Superposition unendlich lange andauern, käme keinerlei Manifestation zustande.

- Der Reduktionsprozess muss zumindest vorübergehend von der Umgebung isoliert sein, bis die Reduktion stattfindet. Diese Isolation ist notwendig, damit die Reduktion nicht „zufällig“ geschieht – dies läge bei Massenbewegungen in der Umgebung vor, die sich mit dem Quantenzustand verschränken könnten.
- Man benötigt Abfolgen von Reduktionsprozessen, um einen kontinuierlichen Fluss von Bewusstsein zu erfahren.

5.2.5. Diskontinuierliche Wahrnehmung

Normalerweise sind wir in unserem Alltagsbewusstsein von unserem Ego getrieben. Das Ego liebt alles bewährte, das ihm bereits bekannt ist. Daher sind wir i. d. R. in Selbstbezüglichkeit gefangen, was einer verwickelten Hierarchie gleichkommt.

Zur Auflösung einer verwickelten Hierarchie bedarf es eines Sprungs aus dem „System“ hinaus, was mit Hilfe einer *Diskontinuität* geschieht. Dies wird mit Hilfe nachfolgender Abbildung verdeutlicht.

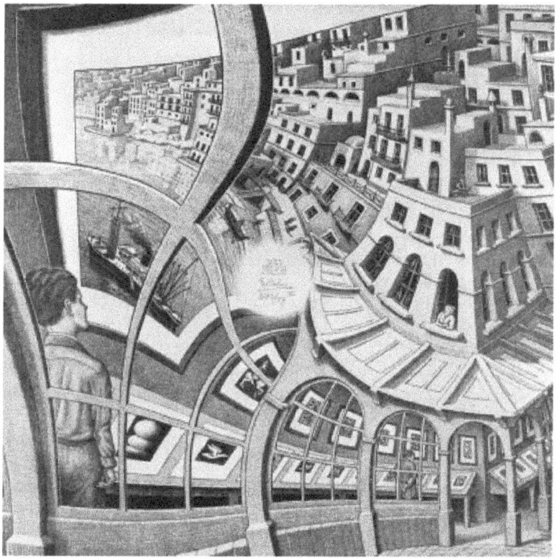

Abb. II.5.2: M. C. Escher's „Picture Gallery“

Ein Mann betrachtet in einer Galerie ein Bild, auf dem links ein Dampfer vor dem Hafen einer Stadt vor Anker liegt. Geht der Blick weiter nach rechts, fällt auf, dass in dieser Stadt eine Galerie ist, in der der Mann ein Bild betrachtet, in dem ein Dampfer im Hafen einer Stadt vor Anker liegt. Hierbei handelt es sich nach Goswami (2007) um eine verwickelte Hierarchie. Geht man nacheinander durch alle Häuser der Stadt, endet die Tour genau da, wo sie begonnen hat. Auf diese Weise verfügt das Bild über eine Zirkularität, eine Selbstbezüglichkeit. Der weiße Fleck in der Mitte des Bildes zeigt die Diskontinuität an. Das Bild enthielte an dieser Stelle eine unendliche Verschachtelung von sich selbst, die der Zeichner nicht hätte umsetzen können, da so etwas nicht gezeichnet werden kann. Diese mit Hilfe einer Diskontinuität zu unterbrechen wird mit Hilfe des Quanten-Teilsystems unseres Gehirns möglich.

Diskontinuitäten finden sich in unserem alltäglichen Leben immer wieder. An sämtliche Beobachtungen sind wir so gewöhnt, dass wir glauben, sie geschehen kontinuierlich. Jedoch werden Beobachtungen *diskontinuierlich* gemacht, wie John (2001) betont. Dies ist für John (2001) darauf zurückzuführen, dass mit jeder Beobachtung eine Quantenwellenfunktion kollabiert, in welcher sich unzählige Möglichkeiten der Beobachtung zunächst in Superposition befinden – der Kollaps der Wellenfunktion führt zur bewussten Erfahrung des sich dann manifestierenden Zustandes, was genau dann geschieht, wenn ein bestimmtes Maß an Dekohärenz erreicht wird. Ansonsten besteht Kohärenz, in welcher sich alle Ereignisse in Superposition befinden – Bewusstsein kann nun aus allen Möglichkeiten auswählen.

Von John (2001) aufgezeigte Studien haben diese Diskontinuität in unserem selbstbezüglichen Ich nachgewiesen. Es konnte gezeigt werden, dass jeder Wahrnehmungsprozess ca. 70-100 ms andauert. Diese Diskontinuität ist notwendig, da das Gehirn ansonsten überfordert wäre. Es filtert Dinge, die es für nicht relevant hält, aus der empfangenen Datenmenge heraus. Vermutlich geschieht dieser Filterungsprozess zwischen den Wahrnehmungsprozessen.

Es ist so, als ob wir einen Film ansehen, bei dem wir denken, die Bilder seien kontinuierlich, während in Wirklichkeit ca. 25 einzelne Bilder pro Sekunde sequenziert sind. Was für den Beobachter also wie Kontinuität aussieht, ist eine aus aufeinanderfolgenden, diskontinuierlichen Ereignissen bestehende Illusion (Goswami, 2007).

Was bei dem o. g. Filterungsprozess durch das Raster fällt, hängt mit Konditionierung zusammen: Man wird konditioniert, bestimmte Verhaltens- und Denkweisen, geistige Zustände, an den Tag zu legen und andere zu unterlassen. Als Folge steigt laut Goswami (2007) die Wahrscheinlichkeit, dass sich die gewohnten Zustände (aus den jeweiligen Superpositionen heraus) manifestieren.

Die Programme, die in unserem Gehirn ablaufen, die uns zur Gewohnheit geworden sind und die wir nicht (mehr) hinterfragen, sind Bestandteil einer verwickelten Hierarchie, welche über eine Pseudo-Diskontinuität verfügt – „Pseudo" deshalb, weil sie als Akt des freien Willens wahrgenommen wird (Goswami, 2007). Wie in Teil I. jedoch bereits geschildert, hat man sich hier aber nicht wirklich frei entschieden, da man aufgrund dessen gehandelt hat, was man bereits kennt. Der Kollaps beruht hier nicht auf einer bewussten Entscheidung, sondern auf einer Reaktion: „Aufgrund der Konditionierung werden gewisse Reaktionsweisen wahrscheinlicher, wenn der Gehirn-Geist einen Reiz bekommt, den er bereits kennt." (Goswami, 2007) Mit Gehirn-Geist ist das „individuelle" Bewusstsein gemeint. Somit ziehen wir beständig die Dinge in unser persönliches Erleben, die sich aufgrund des erfolgten Kollapses in einer ganz bestimmten Weise manifestieren.

5.2.6. Dekonditionierung

Um andere Dinge ins persönliche Erleben zu ziehen, muss eine Dekonditionierung stattfinden, eine wirkliche Diskontinuität. Diese beschreibt Goswami (2007) in fünf (nicht zwingend trennscharfen) Schritten:

1. Die Konditionierung des Geistes muss abgebaut werden. Dies geschieht dadurch, dass man bewusst darauf abzielt, die Wahrscheinlichkeiten für die Kollapse der gewohnten Zustände zu verringern.

2. Durch Beharrungsvermögen wird die Aufmerksamkeit auf einen erwünschten Zustand gerichtet, um dessen Kollaps wahrscheinlicher zu machen. Das Ziel ist es, dass die erwünschten Zustände zu denen werden, die man gewohnt ist (bzw. dann gewohnt sein wird).

3. Mit Hilfe neuer Reize lässt sich die Wahrscheinlichkeit unter 2. steigern. Beispielsweise kann es zu einer „Initialzündung“ kommen, wenn man von dem gewünschten Zustand liest oder hört. Das hilft, sich für neue Kontexte zu öffnen.
4. Der Kollaps der Superposition durch bewusste Beobachtung begünstigt die unbewusste Verarbeitung.
5. Aufgrund der Nicht-Lokalität kann die Wahrscheinlichkeit des Eintritts eines erwünschten Zustandes weiter erhöht werden, wenn mit anderen Personen mit gleicher Zielsetzung interagiert wird.

Schritt 1 dient der Bewusstwerdung, dass man konditionierte Denkmuster hat und in deren Rahmen nicht frei entscheidet, sondern aufgrund dessen, was man bereits kennt, reagiert. Dies ist lediglich eine Bewusstmachung dieses Umstandes, man soll sich nicht darauf fokussieren. Schritt 2 ist sozusagen eine Umgewöhnung; man gewöhnt sich das Nicht-Erwünschte ab, während das Erwünschte die Oberhand gewinnt. Im Rahmen von Schritt 3 ist es hilfreich zu visualisieren, wie es wäre, wenn der Wunschzustand bereits erreicht wäre. Es ist ebenfalls förderlich, bestimmte Bilder oder Schlüsselwörter an zentralen Stellen des Wohnraums anzubringen, so dass man immer wieder daran erinnert wird. Das bewusste Beobachten in Schritt 4 beinhaltet die Fokussierung dessen, was man möchte. Wichtig ist: Man zieht nicht nur die Dinge ins Erleben, die man möchte, sondern auch die, die man nicht möchte. Daher muss man sich natürlich auf das fokussieren, was man möchte. Schritt 5 hat gewisse Ähnlichkeit mit Schritt 3 – in beiden geht es um Multiplikation. Während man in Schritt 3 die eigenen Gedanken versucht zu vervielfältigen (quantitativ und qualitativ), geht es in Schritt 5 darum, das nicht-lokale Bewusstsein stärker anzusprechen. Nicht nur die Interaktion mit anderen Personen gleicher Zielsetzung ist hilfreich, auch die intensive konstruktive Auseinandersetzung mit entsprechenden Thematiken. Mehr noch: Wir müssen üben, das zu sein, was wir erreichen möchten.

5.3. Das Gehirn als holographischer Computer

In Kapitel 3.7. haben wir gesehen, dass ein Hologramm einen wesentlichen Teil seiner Funktion durch Licht realisiert. Ebenso haben wir angedeutet, dass das Gehirn ein Objekt innerhalb des transzendenten Bereiches bzw. des nicht-lokalen Bewusstseins ist. Da wir die holographische Natur des transzendenten Bereichs kennen gelernt haben, stellt sich die Frage, ob auch das Gehirn holographische Eigenschaften hat. Doch dazu müsste Licht vorhanden sein.

Grass et al. (2004) führen hierzu aus: Nun findet Kommunikation zwischen Zellen in bedeutendem Ausmaß durch Photonenemission (d. h. Aussendung von Licht) statt, dies sind sog. *Biophotonen*. Als Lichtquellen dienen metabolische Zellprozesse, da jeder dieser Prozesse spezifische Lichtabstrahlungen beinhaltet. Da die Mitochondrien die stärkste metabolische Aktivität aufweisen, ist die Lichtabstrahlung hier wohl am stärksten. Zur Weiterleitung der Signale wird Gewebe durchdrungen oder geschieht über Dendriten/Axone. In den Zielzellen werden Photonensignale über das Zentrosom aufgenommen und beeinflussen somit die metabolischen Prozesse. Der Nachweis kohärenter Photonenemissionen in Zellen wurde experimentell erbracht, ebenso konnte gezeigt werden, dass die DNA der wichtigste Lichtspeicher und die wichtigste Biophotonenquelle im menschlichen Körper ist (McTaggart, 2007).

Weiterhin erläutern Grass et al. (2004): Neuronen verfügen über besonders günstige Bedingungen für diese biophotonische Kommunikation, da sie viele Photonen erzeugen, besonders in den Mikrotubuli. Fluoreszierende Stoffe, wie z. B. Serotonin und Dopamin sowie

Psychopharmaka oder Drogen beeinflussen die Mikrotubuli und somit die biophotonische Kommunikation. Aufgrund dieser biophotonischen Kommunikation liegt es nahe, das Gehirn als etwas wie einen holographischen Computer zu bezeichnen.

Das Gehirn konstruiert mit mathematisch beschreibbaren Mechanismen eine Realität, und zwar durch die Interpretation von Frequenzen. Diese Frequenzen stellen holographische Projektionen aus der *fundamentalen Seinsebene*, dem Nullpunktfeld, dar. Das Gehirn selbst ist ebenfalls ein Hologramm, eingebettet in ein holographisches Universum. Es existiert für Talbot (1992) keine „objektive" Welt – es existiert ein unermesslicher Ozean von Wellen, gekennzeichnet durch Frequenzen, die wir konkret werden lassen, indem unser Gehirn dies aufnimmt und in die uns bekannten Objekte und Erfahrungen umwandelt. Wir führen also Beobachtungen durch und lassen Wellen kollabieren, wodurch sich Objekte und Erfahrungen manifestieren.

Das Gehirn dekodiert Wellen in Bilder, Geräusche usw., was sich mathematisch mit Hilfe der sog. *Fourier-Analyse* darstellen lässt. Mit ihrer Hilfe können bspw. Bilder in Wellen und die Wellen zurück in Bilder transformiert werden. Lange Zeit ging man davon aus, dass unterschiedliche Neuronen auf unterschiedliche Muster reagieren (also manche auf horizontale, andere auf vertikale Linien). Hierzu wurden in Versuchsreihen Schachbrettmuster mit Hilfe von Fourier-Transformationen in Wellen umgewandelt. Das Ergebnis war eine Reaktion der Neuronen auf die Umwandlungen und *nicht* auf die Muster selbst. Offensichtlich führt das Gehirn Fourier-Transformationen zurück (Prideaux, 2003).

Letztendlich reagiert das Gehirn also nicht auf Muster, sondern, wie bereits angedeutet, auf Frequenzen. Diese spielen, wie McTaggart (2007) beschreibt, bei allen Sinneseindrücken eine Rolle: So zeigen z. B. Forschungen, dass das Ohr ein akustischer Frequenzanalysator ist, der Geruchssinn auf Geruchsfrequenzen beruht und die Haut für Vibrationsfrequenzen sensibel ist. Der Geschmackssinn ist ebenfalls auf Frequenzanalysen zurückzuführen. In den o. g. Experimenten konnte auch gezeigt werden, dass die Gleichungen, mit deren Hilfe erfolgreich die Reaktion der Probanden auf die Vibrationsfrequenzen vorhergesagt werden konnten, Fourier-Gleichungen waren. Auch Körperbewegungen sind im Gehirn nach Art der Fourierschen Wellenform codiert. In einem Versuch wurden Probanden in schwarze Trikots gekleidet, wobei alle Gelenke mit weißen Punkten versehen waren. Nun wurden die Probanden aufgefordert, verschiedene Tätigkeiten auszuführen, wie z. B. gehen, hüpfen und auf einer Tastatur tippen. Vor einen schwarzen Hintergrund positioniert wurden die Bewegungen der weißen Punkte auf einen Film aufgenommen und entwickelt. Es zeigten sich komplexe aber fließende Bewegungen. Die Linien wurden einer Fourier-Analyse unterzogen – das Ergebnis war ein eindeutiges Muster in den Linien, welches es gestattete, die nächste Bewegung mit hoher Wahrscheinlichkeit vorauszusagen.

Erinnern und denken funktioniert aus Sicht von Prideaux (2003) in diesem Modell ebenfalls im Rahmen einer Fourier-Transformation.

Das Gehirn führt also Fourier-Transformationen anhand aller über die Sinnesorgane eintreffenden Informationen durch. Vor diesem Hintergrund sieht es McTaggart (2007) als denkbar an, dass unser Gehirn sozusagen die Funktion eines „Holoprojektors“ übernimmt, indem wir beim Betrachten eines Gegenstandes möglicherweise nur ein virtuelles Bild davon in den Raum projizieren, und zwar genau dorthin, wo sich dieser Gegenstand befindet, so dass wir ihn genau dort wahrnehmen. Folgender Anhaltspunkt biete sich für diese Möglichkeit: Beim Anblick eines Objekts ist es so, dass „bestimmte Frequenzen mit den Neuronen in unserem Gehirn in Resonanz treten. Diese Neuronen senden Informationen über die betreffenden Frequenzen an die nächste Gruppe von Neuronen. Diese bilden ihrerseits eine Fourier-Reihe der betreffenden Frequenzen und senden die daraus resultierende Information an eine weitere Gruppe von Neuronen, die nun beginnen, ein Muster zu konstruieren, welches schließlich das virtuelle Bild aufbaut [...]." (McTaggart, 2007) Dabei existiert im Gehirn ein Mechanismus, „der wie ein Filter auf die im Prinzip unbegrenzten Welleninformationen wirkt und dadurch verhindert, dass wir von sämtlichen Welleninformationen des Nullpunktfeldes bombardiert werden." (McTaggart, 2007) Es konnte in durch McTaggart (2007) zitierten Untersuchungen gezeigt werden, dass Neuronen auf einen sehr kleinen Frequenzbereich einjustiert sind und nur auf diese Frequenzen reagieren. Dies gibt auch einen deutlichen Hinweis auf unsere Konditionierung.

Der eben angesprochene Aspekt, dass wir unter Umständen virtuelle Objekte in den Raum an bestimmte Stellen projizieren, erhält eine weitere Unterstützung durch folgende von Talbot (1992) erwähnte Untersuchungen: Probanden wurden die Augen verbunden, und an ihren Knien befestigte man Geräte, welche Vibrationen erzeugten. Durch Variierung der Vibrationsgeschwindigkeiten konnten die Probanden dazu veranlasst werden zu glauben, eine Vibrationsquelle würde die Seiten wechseln oder plötzlich zwischen den Knien auftauchen. Bemerkenswert ist, dass die Probanden Wahrnehmungen an Orten ohne Sinnesrezeptoren hatten. Diese Experimente sind eine Erläuterung dafür, wie interferierende Wellen (in den Experimenten interferierende Vibrationen) das Gehirn veranlassen, Teile seiner Erfahrung außerhalb von sich selbst zu machen.

5.4. Holographische Eigenschaften des Gehirns

5.4.1. Visualisierung und Holographie

In verschiedenen durch Talbot (1992) zitierten Studien ist nachgewiesen worden, dass Techniken der inneren Bilderzeugung (Visualisierungstechniken) konventionell-medizinische Behandlungsmethoden stark begünstigen. So wurden strahlentherapeutische Patienten gebeten, sich vorzustellen, dass die Strahlenbehandlung aus Energiekügelchen bestehe und dass die gesunden Zellen stärker seien als die kranken und diese ihre Beschädigungen selbständig reparieren. Weiterhin stellten sich die Patienten vor, die Leukozyten würden untergehende Zellen zu den Ausscheidungsorganen geleiten, so dass diese ausgeschieden würden. Die Behandlungserfolge überstiegen diejenigen der reinen Strahlentherapie bei weitem. Die Erklärung liegt in der holographischen Eigenschaft des Gehirns: visualisiertes Bild, Verhalten und physiologische Begleiterscheinungen (Psychosomatik) sind verschiedene Aspekte desselben Phänomens. Da das Gehirn nicht zwischen dem, was außen abläuft, und dem, was im Inneren geschieht, unterscheiden kann, hat in diesem Zusammenhang ein erinnertes oder konstruiertes Bild einer Sache die gleiche Wirkung auf die Physiologie wie die Sache selbst. Holographisch gesehen „sind also Imagination und Realität letztlich ununterscheidbar, und es ist deswegen für uns keine Überraschung mehr, dass Bildvorstellungen schließlich als Realitäten im Körper manifest werden können." (Talbot, 1992)

In einer weiteren Studie, die Talbot (1992) erwähnt, sollte herausgefunden werden, ob die Erzeugung innerer Bilder spezifisch wirkt. Dazu wurden drei Gruppen von Probanden gebildet, von denen jede Gruppe nach einer Erläuterung der Übung einen bestimmten Blutzelltyp zu visualisieren hatte. Ziel war es festzustellen, ob die jeweils visualisierten Arten von Blutzellen vermehrt werden konnten. Das Ergebnis war, dass bei den Probanden jeder Gruppe genau der Blutzelltyp vermehrt auftrat, der unter Anwendung der Übung tatsächlich visualisiert wurde, während nicht visualisierte Blutzelltypen unverändert blieben. Imagination vermag, Krankheiten auszulösen und diese auch zu heilen, „manchmal ist die Beziehung zwischen der Bildvorstellung und der Krankheit so auffällig, dass nur schwer zu verstehen ist, warum die betroffene Person sie nicht selbst erkennt [...].“ (Talbot, 1992)

Entscheidend ist Willensstärke: „Eine bewusste Überzeugung in Form eines stahlharten und unbeirrbaren Willens kann [...] dazu dienen, den holographischen Körper umzumodeln und zu kontrollieren.“ (Talbot, 1992) All dies ist nicht auf ein göttliches Eingreifen zurückzuführen, sondern auf eine unerschütterliche Willensstärke.

So wie Atome zu 99,99 % aus leerem Raum bestehen, so letztendlich auch wir, denn unser Körper besteht aus Atomen. Die Massivität unseres Körpers und der Realität ist eine Illusion, die unser Geist „real“ werden lässt. Warum sollen wir dies also nicht grundsätzlich ändern können?

5.4.2. Holographische Natur von Erinnerungen

Ursprünglich ging man davon aus, dass bestimmte Erinnerungen in bestimmten Orten im Gehirn gespeichert sind. Diese Erinnerungen, so glaubte man, hinterlassen Spuren im Gehirn, welche als Engramme bezeichnet werden. Pribram (1987) vertritt jedoch die Auffassung, dass Erinnerungen nicht-lokal im Gehirn verteilt sein müssten, denn es wurde herausgefunden, dass Patienten, die sich z. B. frontale Kopfverletzungen zugezogen hatten, zwar möglicherweise (vorübergehend) bestimmte Fähigkeiten verloren oder Schwierigkeiten mit Wiedererkennung hatten, jedoch blieb das individuelle Erinnerungsvermögen intakt. Die Schlussfolgerung war, dass das Gehirn über eine holographische Art der Informationsspeicherung verfügt. Wellen treffen über z. B. Augen und Ohren im Gehirn ein und werden von diesem im Rahmen einer Fourier-Transformation in Bilder bzw. Töne übersetzt. Diese Vorgänge funktionieren in Analogie zu einem Hologramm (vgl. Kapitel 3.7).

„The waveforms which compose the order present in the electromagnetic sea which fills the universe make up an interpenetrating organization similar to that which characterizes the waveforms broadly cast by our radio and television stations. Capturing a momentary cut across these airwaves would constitute their hologram. The broadcasts are distributed and at any location they are enfolded among one another. In order to make sense of this cacophony of sights and sounds, one must tune in on one and tune out the others. Radio and television sets provide such tuners. Sense organs provide the mechanisms by which organisms tune into the cacophony which constitutes the quantum potential organization of the electromagnetic energy which fills the universe.“ (Pribram, 1987)

5.4.3. Holographisches Sehen und Hören

Dem Gehirn kann also eine holographische Informationsverarbeitung zugrunde gelegt werden. D. h., es liegt ein Wellenphänomen zugrunde, das aufgrund von *Neuronenaktivität* stattfindet: Beginnen Neuronen zu feuern, breiten sich die elektrischen Signale wellenförmig aus. Wegen des geringen Abstands zwischen den Neuronen überlagern sich diese Wellen, die somit permanent miteinander interferieren. Dies verleiht dem Gehirn seine holographische Eigenschaft.

Informationen, die über den Sehnerv empfangen werden, gehen nicht direkt zum visuellen Kortex, sondern werden vorher in anderen Hirnbereichen gefiltert. „Einige Studien lassen den Schluss zu, dass weniger als 50 % dessen, was wir ‚sehen‘, wirklich auf den von den

Augen aufgenommenen Informationen beruht. Die übrigen mehr als 50 % ergeben sich aus unserer Erwartung, wie die Welt aussehen soll [...]. Die Augen sind zwar Sinnesorgane, aber das Sehen besorgt das Gehirn." (Talbot, 1992)

Auch Laute basieren auf dem holographischen Prinzip. Talbot (1992) erwähnt ein Aufzeichnungsverfahren, mit dem ein Hologramm aus Tönen anstatt aus Licht erzeugt werden kann. Diese Technik basiert auf dem Verfahren des Gehirns, Töne zu verarbeiten. Daher konnte in entsprechenden Tests das menschliche Ohr mit der genannten Technik in der gleichen Weise getäuscht werden, wie das Auge durch Lichthologramme getäuscht wird.

6. Die bewusste Verbindung mit dem Nullpunktfeld

Es existieren verschiedene Meditationstechniken, um eine bewusste Verbindung mit dem Nullpunktfeld, sprich: dem nicht-lokalen Bewusstsein, i. S. einer Erfahrung des Samadhi aufzubauen. Wir wollen an dieser Stelle v. a. die *Transzendentale Meditation* näher betrachten, da sie die bekannteste und die am intensivsten wissenschaftlich untersuchte Meditationstechnik ist. Aus Gründen der Vereinfachung sprechen wir im folgenden (wie schon bisher) stets von *Meditation*.

6.1. Meditation

6.1.1. Die Technik

Vom Meditierenden wird während der Meditation das bereits erwähnte *Samadhi* erreicht, welches physiologisch von Wach-, Traum- sowie Schlafzustand zu unterscheiden ist. Das Samadhi ist durch starke *EEG-Kohärenz*, eine tiefgehende Integration und Ordnung innerhalb des Gehirns, gekennzeichnet (Hagelin, 1992).

Die Meditation sollte zweimal täglich für jeweils 20 Minuten durchgeführt werden. Sie beinhaltet weder Konzentration noch Kontrolle des Geistes. Die Basis ist ein Mantra, welches ohne Anstrengung mental verwendet wird, um den Geist in einen stillen, aber wachen, Zustand zu versetzen, wo keine Gedanken mehr auftauchen und nur noch das reine Bewusstsein existiert (So & Orme-Johnson, 2001). Diese Erfahrung reinen Bewusstseins entspricht dem Samadhi, in dem wir das Ego überwunden (*transzendiert*) haben.

Ein *Mantra* ist ein wiederholt gedachter Klang oder ein wiederholt gedachtes Wort, der bzw. das für die Meditation keine inhaltliche Bedeutung hat (Travis & Wallace, 1999). Die Angeregtheit des Geistes soll anstrengungslos reduziert werden, bis eine absolut stille Ebene erreicht ist (Orme-Johnson, 1987). Ist dieser transzendente Zustand erreicht, wird i. a. eine Einheit und Verbundenheit mit allem Sein verspürt. Das wohl bekannteste und mit am weitesten verbreitete Mantra dürfte „Om" sein.

Das reine Bewusstsein ist nicht nur eine einfache subjektive Erfahrung, es ist die objektive Erfahrung des Nullpunktfeldes, welches die fundamentale Ebene des Universums darstellt, auf der alles Eins ist (Hagelin et al., 1999).

Meditation ist für Travis und Wallace (1999) ein dynamischer Prozess (wobei die u. g. Phasen physiologisch unterscheidbar sind und während einer Sitzung zyklisch auftreten können):

- Verlagerung der Aufmerksamkeit von der oberflächlichen (i. S. von aktiver, alltagsbewusster) Ebene des Denkens und Wahrnehmens auf eine tiefe stillere, abstraktere Ebene
- Transzendierung (d. h. Überwindung) der subtilsten Ebene des Denkens zugunsten eines absolut wachen, selbstbe-

wussten Zustandes (Gedanken und Wahrnehmungen haben keinerlei Inhalte mehr)

- Rückkehr der Aufmerksamkeit auf die aktive Ebene, begleitet von Entspannung und Stressreduktion

6.1.2. Unterschiede zu Autogenem Training und Kontemplation

Der Unterschied zum Autogenen Training besteht darin, dass in der Meditation ein Mantra gedacht wird (relevant ist nicht die Bedeutung des Mantras, sondern der „mentale Klang"), um das Denken an sich zu transzendieren, während das Autogene Training die Gedanken aktiv fordert und fördert bzw. lenkt. Man bleibt also relativ stark an der Oberfläche, während die Meditation an den Ursprung der Gedanken geht, nämlich das Bewusstsein.

Gedanken haben Bedeutung, und so lange man um diese Bedeutungen kreist, bleibt man an der Oberfläche. Transzendiert man jedoch die Gedanken, kommt der Geist zur Ruhe und das nicht-lokale Bewusstsein kann erfahren werden, Aufmerksamkeit verliert ihre Begrenzung. Gleichzeitig treten die oben erläuterten physiologischen Veränderungen (EEG-Kohärenz) ein, die mit etwas Übung weitgehend erhalten bleiben können, auch wenn Geist und Körper aktiv sind. Da dies ein natürlicher Prozess ist, befindet man sich in einer stärkeren Verbindung mit den in Kapitel 5.2 erwähnten Platonischen Werten.

Das Beruhigen des Geistes an sich ist ein natürlicher Prozess, genau wie das Entspannen eines Muskels. Aufkommende Gedanken werden immer leiser und feiner, bis sie letztendlich vollständig verschwinden. Die Erfahrung des nicht-lokalen Bewusstseins geht einher mit dem Gefühl, mit allem Sein verbunden zu sein – das ist eine logische Konsequenz, da auf der fundamentalen Ebene alles Eins ist.

Meditation muss klar zu Kontemplation abgegrenzt werden. Während es in ersterer um die genannte „Stille“ geht, ist der Sinn der Kontemplation die gezielte Aufmerksamkeit auf einen bestimmten Gedanken, i. d. R. in einem religiösen Kontext. Dieser Gedanke entspricht dort einer Ausrichtung auf ein von uns getrennt und außerhalb von uns existierendes göttliches Wesen. Die Meditation richtet die Aufmerksamkeit jedoch nach innen und steht in keinerlei religiösem Zusammenhang. Das Einssein mit allem steht in der Meditation im Mittelpunkt.

6.1.3. Fokus im Alltag und Aufmerksamkeit in der Meditation

Normalerweise ist die Aufmerksamkeit nach außen gerichtet, in der Meditation jedoch nach innen. In der Meditation geht es sozusagen darum, dem Entwicklungsprozess eines Gedankens entgegenzugehen, d. h., feinere und grundlegende Ebenen des Gedankens zu erfahren. Schließlich wird der kleinste Funke eines Gedankens transzendiert und die Erfahrung des nicht-lokalen Bewusstseins bleibt übrig.

Das Alltagsbewusstsein ist auf wenige Dinge fokussiert – einzelne Gedanken oder Objekte. Während der Meditation kommt der Geist zur Ruhe und es kommt zum Erfahren immer größer werdender Einheit, bis schließlich die Einheit allen Seins erfahren wird. Das Alltagsbewusstsein zeigt somit andere Hirnaktivität als das nicht-lokale Bewusstsein, die sich in besagter EEG-Kohärenz zeigt.

Die Fokussiertheit des Alltagsbewusstseins, also dem Ego, ist die Ursache vieler Probleme und Konflikte, da die grundlegende Einheit allen Seins nicht im Wahrnehmungsspektrum vorhanden ist. Erst, wenn das Bewusstsein durch diese Übung erweitert wird, wächst diese „Ein-Sicht“. Dies ist das zu Beginn von Teil II. angedeutete Problem des „murmelgroßen Bewusstseins“, das mit Hilfe dieser Übung „vergrößert“ wird, wodurch Wissen besser verarbeitet werden kann, da das Verständnis hierfür mitwächst. Neues Wissen erschließt sich besser, da auf eine größere Anzahl potentieller Möglichkeiten zurückgegriffen wird.

Durch das Transzendieren kehrt man an diesen Ursprung zurück und kommt dort mit einer Unendlichkeit potentieller Möglichkeiten in Berührung – das (individuelle) Bewusstsein wird erweitert, wodurch die Aufmerksamkeit erweitert wird, was wiederum zur Wahrnehmung neuer Möglichkeiten führt.

Meditation ist die einzige derzeit existierende Möglichkeit, den Geist effektiv zu entspannen. Durch diese Entspannung erreichen wir einen geordneteren Zustand des Geistes, wir können geordneter Denken, was z. B. zu einer Verstärkung von Kreativität führt. Ein Muskel regeneriert schließlich auch am besten, wenn er sich zwischendurch ausruht und zur Ruhe kommt. Die Meditation leistet genau dies für den Geist. Durch das Mantra kommt der Geist langsam zur Ruhe, bis das Denken transzendiert und das nicht-lokale Bewusstsein erfahren wird.

Man kann natürlich auch ohne Meditation transzendieren. Es handelt sich hierbei lediglich um eine mögliche Technik, um dies zu erreichen. Transzendieren funktioniert jedoch auch z. B. mit Tagträumen, das aber i. d. R. nicht absichtlich initiierbar ist.

Eine weitere nützliche Meditationstechnik ist die *Achtsamkeitsmeditation*. Diese wird von Kabat-Zinn (2010) wie folgt beschrieben: Man beginnt mit einer Haltung der inhaltsfreien Wachheit. Aufkommende Gedanken während der Meditation werden zur Kenntnis genommen und anschließend losgelassen. Generell ist es hilfreich, auf den Atem zu achten. Man atmet ruhig und entspannt, ohne etwas zu erzwingen. Zur Erreichung des notwendigen Fokus kann ein bestimmtes Wort gedanklich gesprochen werden, wobei es sich idealerweise um ein Wort handelt, welches die zu erstrebende Haltung der Meditation unterstützt, z. B. Harmonie, Ruhe oder Stille. Man geht nun dazu über, aufkommende Gedanken als externe, von einem selbst unabhängige Objekte zu betrachten. Die Übung wird beendet, indem man sich streckt, einige Male tief ein- und ausatmet, während langsam die Augen geöffnet werden.

Die nicht-wertende Haltung gewährt nach Auffassung von Kabat-Zinn (2010) neue Einsichten, da Wertungen immer als Filter fungieren. Ist dieser Filter nicht vorhanden, können neue Ideen oder Wahrnehmungen einen Platz finden. Diese Haltung unterstützt es ebenfalls, in der Gegenwart zu bleiben – ansonsten befinden wir uns ja nicht immer in der Gegenwart: Wir haben oft Schuldgefühle oder Frust aufgrund der Vergangenheit sowie Angst oder Befürchtungen bzgl. der Zukunft. Das aber zieht uns von unserem eigentlichen Punkt der Handlungsfähigkeit, der Gegenwart, weg.

6.2. Studien zur Transzendentalen Meditation

Da die Transzendentale Meditation (TM) die bekannteste Meditationsform darstellt, ist sie auch weltweit die am intensivsten untersuchte. Daher wollen wir uns mit einigen wichtigen Ergebnissen einschlägiger Studien beschäftigen. Diese Ergebnisse sind im Prinzip direkt auf jede Technik übertragbar, mit welcher ein Transzendieren möglich ist.

6.2.1. Zustand des Transzendierens

Eine Studie von Travis (2001), die mit 30 Probanden durchgeführt wurde, untersuchte Erfahrungen der Meditierenden während der Durchführung von TM. Die Experimentatoren ließen während der Meditation, die ca. 20-30 Minuten dauerte, dreimal eine Klingel läuten, und die Meditierenden sollten beschreiben, ob sie in einem transzendenten Zustand waren. Die elektrische Leitfähigkeit der Haut stieg während dieses Zustandes an, ebenso verstärkte sich die EEG-Kohärenz und die Atemfrequenz sank.

Eine von Jevning (1996) durchgeführte Studie untersuchte den Blutfluss im Gehirn. Hier wurde festgestellt, dass während der Durchführung von TM die Durchblutung des Lobus frontalis um 17 % sowie des Lobus temporalis um 20 % steigt. Da die Durchblutung in engem Zusammenhang mit der Hirnaktivität steht, folgt aus einer erhöhten Durchblutung eine erhöhte Hirnaktivität. Dies passt zu den Berichten Meditierender, eine intensivere Aufmerksamkeit während der Meditation zu haben, da Aufmerksamkeit ebenfalls in Zusammenhang mit bestimmter Hirnaktivität steht.

Travis und Wallace (1999) verglichen in einer weiteren Studie die EEG-Muster während einer TM mit denen während einer einfachen Entspannungsübung, die lediglich ein Schließen der Augen vorsah. Während in der Meditation das Denken transzendiert wird, bewegt sich das Denken beim alleinigen Schließen der Augen um Inhalte und Bedeutung von Gedanken. Das Ergebnis: TM ist durch niedrigere Atemfrequenz sowie verstärkte EEG-Kohärenz im Lobus frontalis gekennzeichnet.

Das Aufzeigen einer EEG-Kohärenz, ebenso die stärkere Aktivität des Lobus frontalis war Gegenstand einer Studie von Travis et al. (2009). Hier wurde spekuliert, dass durch TM u. a .das Treffen von Entscheidungen besser funktioniert, da der Lobus frontalis auch hierfür verantwortlich ist.

Lyubinov (1999) zeigte in einer Studie, dass durch TM größere Teile des Gehirns auf einen Stimulus reagieren. D. h., dass größere Teile des Gehirns als eine integrierte Einheit funktionieren.

Untersuchungen von Lutz et al. (2004) zeigen, dass erfahrene Meditierende während und auch außerhalb von Meditationsphasen synchronere EEG-Muster im Gamma-Bereich (Wellen, die bei bewusster Konzentration und/oder Meditation auftreten) aufweisen als Nicht-Meditierende. Auch die Amplituden sind höher. Die Ergebnisse lassen auf verbesserte Hirnfunktion schließen.

In einer Studie von Hölzel et al. (2011) wird ein Nachweis struktureller Hirnunterschiede zwischen Personen, die regelmäßig meditieren, und solchen, die dies nicht tun, erbracht. Hauptsächlich zeigte die Studie diese Unterschiede in Hirnregionen, die für Lernprozesse, Empathie sowie die Regulation von Emotionen und Stress zuständig sind. Die Veränderungen traten unter täglicher Meditation bereits nach zwei Monaten auf.

6.2.2. Gruppenkohärenz

Ein Experiment von Radin (2003) sah die Platzierung von 50 computergestützten Zufallsgeneratoren in der ganzen Welt für die Dauer einiger Monate vor. Die Zufallsgeneratoren produzierten unaufhörlich Bit-Zahlen (0 oder 1) in zufälliger Abfolge. Die Daten aller Zufallsgeneratoren wurden an einen zentralen Rechner übermittelt, wo die Auswertung stattfand. Es sollte überprüft werden, ob durch die Fokussierung der Aufmerksamkeit (wesentlicher Teile) der Weltbevölkerung einen Einfluss auf die Zufälligkeit hat; die Annahme war, dass bei besonderen Ereignissen (positiven wie negativen) große Teile der Aufmerksamkeit der Bevölkerung gebündelt werden. Nachdem 126 Ereignisse formal-statistisch getestet wurden, war das Ergebnis eine signifikante Beeinflussung der Zufallsgeneratoren, die bereits bis zu zwei Stunden vor den Ereignissen begann und einige Zeit nach Beendigung des Ereignisses endete – die Zufallsgeneratoren arbeiteten signifikant weniger zufällig. Das bedeutet, *kohärente Aufmerksamkeit* beeinflusste die Zufallsgeneratoren deutlich.

Dasselbe Ergebnis trat bei einer Erweiterung dieses Experiments auf, bei der die Zufallsgeneratoren über drei Jahre liefen. In dieser Zeit fanden 1.282 besondere Ereignisse an 771 Tagen statt, wobei an manchen Tagen mehr als ein Ereignis stattfand. „In other words, RNG's [random number generators] operating independently and isolated from one another by up to thousands of miles collectively behaved more harmoniously on days with newsworthy events than on days with no events of widespread interest." (Radin, 2003) Auch hier ist erneut der Aspekt der Kohärenz entscheidend.

Bei etwa sportlichen Ereignissen jedoch, beispielsweise einer Fußballweltmeisterschaft, sind Gruppenaufmerksamkeiten der Zuschauer auf verschiedene Mannschaften ausgerichtet, wodurch mögliche Kohärenz zerstreut wird. Jedoch sind andere Ereignisse, positive wie negative (bspw. Neujahr oder eine Katastrophe), besser geeignet, um Kohärenz zu ermöglichen, da hier die Aufmerksamkeit, Loyalität und Absicht aller in „dieselbe Richtung" geht (Radin, 2003).

6.2.3. Schwellenwert

Das Prinzip, das dabei zugrunde gelegt wird, um den eben genannten Effekt physikalisch zu erklären, ist das der konstruktiven Interferenz (welche bei Wellenüberlagerung mit gleichen Frequenzen auftritt), veranschaulicht durch mehrere zusammenstehende Lautsprecher, welche dieselbe Musik ausgeben: Die Klangwellen aus allen Lautsprechern schließen sich zu „größeren" Wellen zusammen. Dies trifft für jede Zusammenstellung kohärenter Wellen zu – wie sie z. B. von Gruppenintention oder einer Meditationsgruppe ausgesendet wird. Hagelin (2007) beschreibt einen Schwellenwert, der mindestens erreicht werden muss, um einen messbaren Effekt zu erzielen: Dieser liegt bei einem Prozent der Populationsgröße. Auf einer individuellen Ebene bedeutet dies, dass jeder einzelne einen Einfluss hat. Dieser mag nicht enorm sein, jedoch ist dieser Einfluss vorhanden – dieser Kraft müssen wir uns bewusst werden. Wir sind alle wie kleine Lichter, und je mehr Lichter leuchten, umso heller wird es. Jedes einzelne Licht hat hier seinen Anteil, der zählt.

Der Grund, warum dies funktioniert, ist für Hagelin (2007) in der *Nicht-Lokalität* zu finden. Zugrunde liegt das nicht-lokale Bewusstsein. Wenn wir verstehen, dass wir auf dieser fundamentalen Ebene miteinander verbunden sind, ist der hier erläuterte Zusammenhang eine logische Folgerung. „And when we contact this unified field of being, we enliven that unity, that harmony, and that coherence in the collective consciousness of society." (Hagelin, 2007)

Diesen Zusammenhang erläutert Hagelin (1987) wie folgt: Es handelt sich beim Nullpunktfeld bzw. nicht-lokalen Bewusstsein um ein Quantensystem. Wird an diesem eine Messung (= Beobachtung) durchgeführt, findet wie in Kapitel 1. beschrieben, eine Reduktion bzw. ein Kollaps zu einem definierten Ereignis statt. Dieser Vorgang steht in Bezug zum gesamten Quantensystem, das nicht-lokal ist, weswegen an einem entfernten Ort dasselbe Messergebnis (= Beobachtung) resultiert. Dies ist analog zu dem in Kapitel 1. erwähnten Experiment von Aspect.

Das Ergebnis der Reduktion des Quantensystems wird vom Bewusstsein des Beobachters bzw. durch ein Kollektiv von Beobachtern bestimmt, und zwar primär durch Gedanken (Hagelin, 1987). Bei Quantensystemen, die ein Kollektiv betreffen, gilt dasselbe analog für das Bewusstsein aller Individuen in dem betreffenden Kollektiv.

Der Schwellenwert liegt, wie oben erwähnt, bei einem Prozent der Populationsgröße. Ein Beispiel: Zur Zeit leben ca. 7 Milliarden Menschen auf der Welt. Ein Prozent dieser Anzahl ergibt einen Wert von 70 Millionen Menschen, die simultan meditieren müssten. Um einen Einfluss in einer Stadt wie z. B. Berlin zu haben (ca. 3,5 Millionen Einwohner), müssten etwa 35.000 Personen simultan meditieren. Mit diesem Schwellenwert wird die *kritische Masse* genau beziffert.

Diese Anzahl an Menschen müsste mobilisiert werden. Es scheint jedoch in der heutigen Zeit, gerade wo es dringend nötig wäre, schwierig, dies zu realisieren. Wir müssen mit einer positiven Denkweise an den Alltag herangehen und uns nicht von all dem Negativen in unserem Umfeld und aus den Medien mitreißen lassen, denn das Positive existiert und ist eigentlich sogar in der Mehrzahl. Wir hatten dies in Kapitel 3. von Teil I. bereits erläutert.

6.2.4. Transzendentale Meditation und Konfliktlösung

Konflikte bestehen, weil wir sie in unserem Geist haben. Um miteinander friedlich umzugehen, müssen wir friedlich sein – man kämpft nicht für Frieden, man ist friedlich. Doch die Frage ist, wo man beginnen soll. Es beginnt damit, dass wir individuell Verantwortung übernehmen müssen. Wir sind, was wir denken. Denken wir doch am besten Frieden, denn: „Wir sind die Welt, und damit beginnt unsere Verantwortung für die Welt." (Goswami, 2007) Wie Mahatma Gandhi sagte: „Es gibt keinen Weg zum Frieden, denn Frieden ist der Weg."

Das Stressniveau in der Gesellschaft ist logischerweise ein gewichtiger Faktor hinsichtlich Kriminalität: Der sog. State-Stress-Index (SSI), welcher Zusammenhänge zwischen wirtschaftlicher, familiärer und anderer Stressoren wie z. B. Arbeitslosigkeit, Hochschul-Abbruchquoten usw. misst, korreliert sehr stark mit Verbrechen, wie Hagelin et al. (1999) zeigen. Hier zeigt sich erneut der Zusammenhang zwischen dem Einzelnen und dem Kollektiv; der Einzelne muss beginnen, damit sich schließlich Gruppen zusammenfinden können, die – je größer sie sind – umso mehr bewirken können, wie o. g. Studien zeigen. Dies hängt auch eng mit dem Erschaffen von Realität zusammen.

Die TM ist, wie gezeigt wurde, effektiv, um individuellen und auch kollektiven Stress zu senken. Diese Stressreduktionen führen zu Verbesserungen im Wohlbefinden, Sozialverhalten sowie in der geistigen Reife. Letztere beide Zusammenhänge wurden anhand von Hagelin (1999) durchgeführten Studien in Gefängnissen (Hochsicherheits-Trakten) gezeigt. Die Probanden zeigten weniger psychopathologisches Verhalten, Gewaltbereitschaft, Regelverstöße und Rückfälle nach der Entlassung. Ebenso konnten die Risikofaktoren für kriminelles Verhalten (Aggression, fehlendes moralisches Verständnis und schlecht ausgeprägte kognitive Fähigkeiten bei benachteiligten Jugendlichen) reduziert werden.

Die Gesellschaft ist die *Summe der Individuen*, die in ihr leben – und wie diese Gesellschaft „tickt" ist die Summe des kollektiven Denkens. So führt das globale Aufkommen an Stress zu den bekannten Problemen in der Welt: „Political negotiations, pacts and treaties do not address the root cause of war – lack of fulfillment of individuals and resulting stress levels in society – and thus cannot provide reliable basis for permanent peace on Earth." (Hagelin, 1992)

Eine Gesellschaft ist aus Sicht von Hagelin et al. (1999) durch ihr kollektives Bewusstsein charakterisiert, welches sich aus dem Bewusstsein jedes ihrer Mitglieder zusammensetzt und auch Rückeinflüsse auf jeden einzelnen nimmt: Zunehmender Stress im Leben der Individuen erhöht den Stress im kollektiven Bewusstsein, welcher sich wiederum in Gewalt, Verbrechen und anderen sozialen Problemen äußert. Wird jedoch Kohärenz (und somit Harmonie) im kollektiven Bewusstsein verstärkt, wird auch das individuelle Verhalten positiv beeinflusst.

In einer Studie von Hagelin (2007) wurde über sechs Monate der Einfluss des Meditierens von 2.500 Personen auf die Verbrechensrate von Washington, D. C. (zum Zeitpunkt der Studie ca. 1,5 Millionen Einwohner) untersucht, die Studie wurde von der örtlichen Polizei beobachtet. Das Ergebnis war ein hochsignifikanter Rückgang der Verbrechensrate, bezogen auf Erwartungswerte, die auf Vergangenheitsdaten beruhten. Es wurden ebenso Aspekte wie das Wetter und andere Faktoren berücksichtigt. Weitere Studien dieser Art wurden an unterschiedlichen Orten auf der Welt durchgeführt, immer mit demselben Ergebnis: Wenn der Schwellenwert der Anzahl meditierender Personen (d. h. ein Prozent der Einwohnerzahl) überschritten wurde, nahm Gewalt signifikant ab. Die Ergebnisse lassen sich mit folgendem Befund, der allen Studien gemeinsam war, begründen: In der geographischen Umgebung der meditierenden Gruppe, erfuhren die Menschen physiologische Veränderungen – verstärkte EEG-Kohärenz, weniger Kortisol im Blut, erhöhte Serotoninspiegel sowie biochemische und neurophysiologische Veränderungen, als ob auch diese Personen meditieren würden. Erneut sehen wir die Zusammenhänge zum Erschaffen von Realität.

Ähnliche durch Hagelin (2007) beschriebene Studien wurden in Zeiträumen durchgeführt, in welchen es zu Konflikten kam (z. B. Libanon und Ex-Jugoslawien). Es kam zu einer Verstärkung der Kooperationsbereitschaft seitens der Konfliktparteien um durchschnittlich 66 %, während die Intensität des Konflikts durchschnittlich um 48 % gesunken ist. Die Gewalt ging um rund 70 % zurück.

Durch diese Studien konnte gezeigt werden, dass Verbrechen, Gewalt und andere Aspekte sozialen Ungleichgewichts durch Kohärenz erzeugende Gruppen reduziert werden können.

Da das Nullpunktfeld bzw. nicht-lokale Bewusstsein überall im Universum allgegenwärtig ist und durch die gerichtete Aufmerksamkeit dieses Quantenfeldes eine Beobachtung stattfindet, manifestiert sich dadurch ein singuläres Ereignis, und die Auswirkungen sind überall spürbar (Hagelin, 1992).

6.2.5. Vergleich der Meditation mit anderen Techniken

In einer Meta-Analyse über insgesamt 109 Studien untersuchten Eppley und Abrams (1989) verschiedene Entspannungs- bzw. Meditationstechniken hinsichtlich ihrer Wirkungsintensität bei Vorliegen eines chronischen Angstzustandes untersucht. Es sollte herausgefunden werden, ob bestimmte Techniken effektiver sind als andere und ob Unterschiede zu Placebo-Techniken bestehen. Die Methoden wurden in vier Bereiche eingeteilt: Progressive Muskelrelaxation, andere Formen der Entspannung, Transzendentale Meditation, andere Formen der Meditation. Die „anderen Formen der Entspannung" sowie „anderen Formen der Meditation" umfassten z. B. Biofeedback und konzentrative Techniken (hierzu zählt etwa das Autogene Training).

Die vier Bereiche wurden nebst Placebo untersucht. Hierbei ergab sich folgendes Bild hinsichtlich der Effektivität:

- Transzendentale Meditation: 70 %
- Placebo: 41 %
- andere Formen der Entspannung: 40 %

- Progressive Relaxation: 38 %
- andere Formen der Meditation: 28 %

Als Placebo kann man sich das herkömmliche Augen-Schließen oder einfaches Herumsitzen vorstellen. Interessant ist, dass das Placebo eine ähnliche Effektivität wie die anderen Entspannungsformen sowie die Progressive Relaxation aufweist. Die höhere Effektivität der TM sowie der Abstand zu den anderen Meditationsformen sind hingegen sehr deutlich.

Den starken „Vorsprung“ der TM erklären Eppley und Abrams (1989) mit der Anstrengungslosigkeit, welche für diese Methode typisch und Gegenstand keiner anderen Methode ist. Die Unterschiede zwischen TM und den anderen Methoden sind zu stark, um zufällig oder auf Placebo-Effekte zurückführbar zu sein. Da die TM größere und somit auch konsistentere Effekte zur Folge hat, ergeben sich erhebliche praktische Implikationen.

Es ging wie oben erwähnt in dieser Meta-Analyse um die Wirksamkeit der untersuchten Methoden bei Vorliegen eines chronischen Angstzustandes, d. h., einer Tendenz, ständig bedrohliche Situationen zu erwarten. Hierbei fehlt es der betroffenen Person an Fähigkeiten, angemessen damit umzugehen. Vor diesem Hintergrund überrascht das Ergebnis der Studie wenig: In Teil I. haben wir gesehen, dass bei Angst der Lobus frontalis heruntergefahren und in den „Überlebens-Modus“ geschaltet wird. Die TM ist laut So und Orme-Johnson (2001) eine effektive Methode, um den Lobus frontalis wieder zu aktivieren und in Form von EEG-Kohärenz Harmonie in die Hirnfunktion zu bringen. Die Anstrengungslosigkeit im Rahmen der TM ist eine logische Begleiterscheinung, da Anstrengung, wie z. B. Visualisierung oder Konzentration auf etwas, Aufmerksamkeit bindet und eine Fokussierung bedeutet. Jedoch ist der Sinn der TM, die Aufmerksamkeit mit dem nicht-lokalen Bewusstsein verschmelzen zu lassen. Dies wird aber verhindert, wenn die Aufmerksamkeit durch andere Dinge beansprucht wird. Die Aufmerksamkeit bleibt an der Oberfläche des Denkens, während der Geist durch Anstrengungslosigkeit zum „reinen" Bewusstsein vordringen kann.

6.3. Bewusstsein und Ego

Wie bereits angedeutet müssen wir zwischen dem nicht-lokalen Bewusstsein und unserem Alltagsbewusstsein, dem Geist, der im Wesentlichen vom Ego getrieben ist, unterscheiden. Natürlich ist der Geist auch Bestandteil dieses Bewusstseins, ist sich dessen aber darüber für gewöhnlich nicht im Klaren. Daher wird die kosmische Einheit i. a. nicht wahrgenommen. Wir können also, mit etwas anderen Worten, zwischen Bewusstsein und Geist unterscheiden.

Nehmen wir uns also in einer Weise wahr, dass wir von allem getrennt und unabhängig sind, ist für uns nur das relevant, was von unserem Geist stammt. Das Problem ist, dass der Geist maximal sich selbst beobachten kann und sich daher in einer Selbstbezüglichkeit befindet. Bewusstsein jedoch ist in der Lage, auch den Geist zu beobachten, das ganze Geschehen also von einer Meta-Ebene aus zu betrachten, da es transzendent ist.

Auf der Ego-Ebene kommen unsere Ideen, Ansichten und Wahrnehmungen somit nicht aus dem unendlichen Bewusstsein, sondern aus der Begrenzung des Geistes heraus. Nun ist die Frage, was der Geist in der Lage ist wahrzunehmen: Das, was er kennt. Erst ein diskontinuierlicher Sprung (Kapitel 1.8) kann uns aus dieser Selbstbezüglichkeit herausholen. Es muss also eine Umkehrung stattfinden: Nicht der Geist soll vorherrschend sein, vielmehr das Bewusstsein, und der Geist sollte sozusagen im Auftrag von Bewusstsein handeln.

Im Gegensatz zu Bewusstsein ist der Geist individuell, und so verfügt jeder Mensch über seinen eigenen Geist. Aber: Trotzdem können mehrere Personen bis hin zu einer kollektiven Größenordnung im selben Geisteszustand sein, wenn alle Personen jeweils die gleiche Realität erschaffen haben. Dies sind die bereits erläuterten *Feldeffekte*: Gibt es eine ausreichende Anzahl Personen, wird die von ihr erschaffene Realität zur Wirklichkeit von *allen*.

Wir haben gesehen, dass wir eigentlich Bewusstsein sind – alles im Universum ist ein Aspekt davon. Wir machen in dieser Realität eine Erfahrung und benutzen dafür ein Werkzeug, um diese Realität zu erschaffen und anschließend zu erfahren – dieses Werkzeug ist unser Körper bzw. das Gehirn. Genau so wie wir ein Radio benutzen, um auf einen bestimmten Sender zuzugreifen, verwendet Bewusstsein für das Erfahren dieser Realität das Gehirn.

Leider fühlen sich viele vom (unendlichen) Bewusstsein getrennt (Illusion des Getrennt-Seins) und engen sich auf den (begrenzten) Geist ein (bzw. lassen sich einengen). Somit wird auch die Wahrnehmung begrenzt. Greifen wir jedoch auf das nicht-lokale Bewusstsein zu, was durch regelmäßiges Erreichen des Samadhi immer leichter fällt, erweitern wir die Wahrnehmung.

Wenn man denkt, man sei vom Bewusstsein getrennt, befindet man sich in einer Art Gefängnis, einem „Geist“-Gefängnis (mind prison), wo die genannte Fülle von Möglichkeiten nicht existiert. Vielmehr gibt es hier Begrenzung, da der Geist wie gesagt eine begrenzte Wahrnehmungsfähigkeit hat. Wir sollten unsere Aufmerksamkeit vom Geist auf das Bewusstsein verlagern und die Illusion des Getrennt-Seins überwinden, denn wir sind alle Eins, alles ist ein Aspekt des nicht-lokalen Bewusstseins. Ein wichtiger Schritt ist auch die Überwindung verschiedener (einengender) Glaubenssysteme, die nur unsere Unterschiede anstatt unsere Gemeinsamkeiten betonen. Hier sind vor allem

Religion, Wirtschaft und Politik zu nennen, wobei die Grenzen zwischen ihnen fließend sein dürften.

Durch das Gefühl des Getrenntseins wetteifern Menschen um Energie, da sie der Illusion unterliegen, es sei nicht genug vorhanden, obwohl es sie in immenser Fülle gibt. So denkt man, anderer Personen Aufmerksamkeit oder Anerkennung zu benötigen, um den eigenen Energiehaushalt aufzustocken. Dies geschieht nach Auffassung von Redfield und Adrienne (1995) mit (mehr oder weniger) perfektionierten, vom Geist entwickelten Methoden, die ihre Ursprünge in frühester Kindheit im Umgang mit den Eltern oder anderen Bezugspersonen haben, um Energie in die eigene Richtung zu lenken. „Der erste Schritt auf dem Weg zu einem bewussten Umgang mit diesem Verhalten besteht darin, dass wir uns über unsere Muster der Vergangenheit, unsere Ängste, die Fehlinformationen sowie unsere Kontrollversuche gegenüber einem ungehinderten Energiefluss klarwerden. Bereits sehr frühzeitig und unbewusst haben wir damit begonnen, uns an unsere Umgebung zu gewöhnen und anzupassen. Die Art und Weise, wie unsere Eltern uns behandelten und wie wir uns in ihrer Gegenwart fühlten, bildete die Teststrecke für die Verhaltensmuster, die wir zur Lenkung von Energie auf unsere Person adaptierten oder entwickelten." (Redfield & Adrienne, 1995)

Man muss sich laut Redfield und Adrienne (1995) darüber bewusst werden, dass viele Eltern selbst sog. *Kontrolldramen* entwickelt haben, mit denen sie unbewusst (und sicherlich nicht unbedingt absichtlich) Energie von ihren Kindern abziehen. Daher entwickelt man als Kind überhaupt erst eigene Kontrolldramen, um die einzige Chance, Energie zurückzuholen, wahrnehmen zu können. Natürlich bezieht sich dieser Zusammenhang nicht nur auf die Eltern, hier können alle wichtigen Bezugspersonen einbezogen werden.

Redfield und Adrienne (1995) unterscheiden vier Typen von Kontrolldramen:

- Einschüchterer
- Vernehmungsbeamter
- Unnahbarer
- Opfer

Redfield und Adrienne (1995) führen die einzelnen Kontrolldramen wie nachstehend beschrieben aus.

Der *Einschüchterer* bindet Aufmerksamkeit und somit Energie mit Hilfe von Lautstärke, physischer Kraft, Drohungen und Temperamentsausbrüchen. Er ist gerne dominant und steht auch gerne im Mittelpunkt. In der Gegenwart von Einschüchterern fühlt man sich in aller Regel verängstigt, zurückgesetzt oder unruhig. Gerne verhält sich der Einschüchterer auch so, dass er herumkommandiert, autoritär wirkt und sich unflexibel sowie sarkastisch gibt. Körperliche Gewalt kann in Extremfällen auftreten.

Anfänglich lockt der *Vernehmungsbeamte* mit einer Aura der Macht. Als feindseliger Kritiker hinterfragt der Vernehmungsbeamte ständig alles, um aufzuzeigen, dass das Gegenüber im Unrecht ist. Während das Gegenüber damit beschäftigt ist, sich dem Vernehmungsbeamten zu beweisen und vorsichtig zu sein, dass nicht etwas gegen ihn verwendet wird, erhält der Vernehmungsbeamte auf diese Weise seine Energie. Der Vernehmungsbeamte ist übertrieben wachsam, skeptisch, sarkastisch, stichelnd, perfektionistisch und selbstgerecht, gelegentlich auch manipulativ. Anfänglich überzeugen Vernehmungsbeamte durch Witz, unschlagbare Logik, Faktenwissen sowie Intellekt.

Unnahbare sind stets auf Distanz bedacht, weil sie Angst haben, einen fremden Willen aufgedrängt zu bekommen oder beim Treffen von Entscheidungen in irgendeiner Art beeinflusst zu werden. Sie glauben, alles selbst erledigen zu müssen, lehnen Hilfe jedoch ab. Es wird Freiraum beansprucht, bindende Zusagen werden vermieden, man flieht vor Konflikten. Gleichzeitig sind Unnahbare auf das Fehlen von Dingen fixiert. Sie verhalten sich desinteressiert, herablassend, abweisend, widerspenstig, heimtückisch und es fehlt an Hilfsbereitschaft. Anfänglich wirken Unnahbare aufgrund ihrer verschlossenen und vielleicht mysteriösen Art interessant.

Opfer versuchen, Mitleid zu erregen und sind der Überzeugung, ihnen fehle es an Kraft bzw. Macht, Dinge aktiv zu gestalten. Opfer, die auch als „arme Ichs" bezeichnet werden, fallen durch eine pessimistische Grundhaltung auf und seufzen, weinen oder zittern oft. Sie antworten zögerlich und erzählen wehmütig von besseren Zeiten sowie den aktuellen Krisen. Gleichzeitig lassen Opfer gerne anderen den Vortritt und mögen es, sich den Wünschen anderer zu unterwerfen. An Problemlösungen sind sie nicht interessiert, denn dann würde ihre Energiequelle wegfallen. Oft verhalten sich Opfer zuvorkommend, um sich hinterher ausgenutzt zu fühlen. Sie können nicht „nein" sagen und sind defensiv sowie entschuldigend.

Jedes Kontrolldrama verfügt über ein korrespondierendes sog. *Ergänzungsdrama*, beide korrespondieren miteinander und ergänzen sich zu einer spezifischen Dynamik. Die folgenden Tabellen von Redfield und Adrienne (1995) geben einen Gesamtüberblick über die verschiedenen Positionen der einzelnen Kontroll- und Ergänzungsdramen.

Der Einschüchterer sowie der Vernehmungsbeamte sind von der inneren Haltung her eher aggressiv, während der Unnahbare und das Opfer sich durch eine eher passive Haltung auszeichnen Das Ergänzungsdrama bezeichnet sozusagen ein „energetisches" Gegenstück, die sich gegenseitig anziehen, um voneinander Energie zu beziehen. Man kann sich dies etwa wie den Nord- und Südpol eines Magneten vorstellen.

		äußeres Verhalten	*innerer Kampf*
aggressiv	Einschüchterer	leugnen, Weigerung zuzuhören	Angst, kontrolliert zu werden
		Ärger	Angst, nicht genug zu bekommen
		Ich bekomme es, egal wie.	Jemand kommt mir zuvor.
		Erst ich.	Niemand kümmert sich um mich.
		Kontrolle	Ich muss es allein schaffen.
		Wut	Keiner hat sich je um mich gekümmert.
		Gewalt	Ich bin tot.
		Wirkung beim anderen	*Ergänzungsdrama*
		Furcht	Opfer: „Tu mir nicht weh, ich tu Dir ja auch nicht weh."
		Ärger	Einschüchterer: „Du kannst mir nicht wehtun. Ich wehre mich."
		Rachsucht	Vernehmungsbeamter: „Du bist nicht so mächtig, wie Du vorgibst zu sein. Wo liegen Deine Schwächen?
		Verneinung	Unnahbarer: „Ich werde Dich nicht konfrontieren."

Tab II.6.1: Positionen des Kontrolldramas „Einschüchterer"

		äußeres Verhalten	*innerer Kampf*
aggressiv	Vernehmungsbeamter	Wer glaubst Du eigentlich zu sein?	mangelnde Anerkennung als Kind
		Wohin gehst Du?	Die Leute lassen mich allein zurück, und ich habe Angst.
		Warum hast Du nicht ...?	Ich brauche einen Beweis Deiner Liebe.
		Warum machst Du nicht ...?	Du wirst mich verlassen.
		Ich habe Dir gesagt, dass ...	Du brauchst mich. Ich brauche Dich.
		Wirkung beim anderen	*Ergänzungsdrama*
		Gefühl, überwacht zu werden	Unnahbarer: „Du hast keine Ahnung, was ich denke."
		Verneinung	Unnahbarer/Opfer: „Du bist mächtiger als ich. Du bist mehr als ich."
		falsch	Opfer: „Irgendwann wirst Du meinen wahren Wert erkennen."

Tab. II.6.2: Positionen des Kontrolldramas „Vernehmungsbeamter"

		äußeres Verhalten	*innerer Kampf*
passiv	Unnahbarer	Ich bin noch nicht so weit.	Ich weiß nicht, ob ich überleben kann.
		Ich brauche mehr ...	Ich traue mir selbst nicht, ich habe Angst.
		Ich weiß nicht, ich bin mir nicht sicher, vielleicht.	Ich stolpere in eine Falle, aus der ich nicht mehr herauskomme.
		Ich gebe Dir Bescheid.	Ich bin mir über meine Gefühle nicht im Klaren.
		Wirkung beim anderen	*Ergänzungsdrama*
		Verunsicherung	Vernehmungsbeamter: „Bist Du mir böse?"
		Verdächtigung	Vernehmungsbeamter: „Was habe ich jetzt wieder falsch gemacht?"

Tab. II.6.3: Positionen des Kontrolldramas „Unnahbarer"

		äußeres Verhalten	*innerer Kampf*
passiv	Opfer	Ich bin müde.	Ich mache so viel, doch niemand nimmt mich zur Kenntnis.
		So bin ich nun einmal.	Ich kenne keinen anderen Weg, um an Energie zu gelangen.
		Ich versuche mein Bestes.	Wenn ich mich verändere, liebst Du mich nicht mehr.
		Mir geht es gut.	Ich bin Dir egal.
		Ich mache das schon.	Du brauchst mich. Ich brauche Dich.
		Mache Dir keine Sorgen um mich.	Ich brauche Anerkennung.
		Wirkung beim anderen	*Ergänzungsdrama*
		schuldig	Einschüchterer: „Du willst mich kontrollieren.“ Vernehmungsbeamter: „Du denkst nur an Dich.“

Tab. II.6.4: Positionen des Kontrolldramas „Opfer“

Angst ist die Basis jedes Kontrolldramas, weswegen der Lobus frontalis hier keine Rolle spielt. „Jeder der oben erwähnten Kontroll-Mechanismen beruht auf der ursprünglichen Furcht, dass wir ohne die Verbindung zu unseren Eltern [oder anderen Bezugspersonen] nicht überlebensfähig sind. Tatsächlich sind unsere Eltern die Basis für unser Überleben, und wenn wir als Kinder Energie benötigten, um uns sicher zu fühlen, benutzten wir eines der Kontrolldramen, von dem wir wussten, dass es funktioniert.“ (Redfield & Adrienne, 1995) Jedoch haben wir vor dem Hintergrund, dass es eine jederzeit zugängliche, universelle Energiequelle gibt, nämlich das Nullpunktfeld, die Wahl, unsere bisherigen Kontrolldramen zu überwinden.

Dabei ist nach Auffassung von Redfield und Adrienne (1995) die Beantwortung folgender Fragen hilfreich (aus Vereinfachungsgründen beziehen sich die Fragen nur auf die Eltern – auch andere Bezugspersonen können einbezogen werden):

- Wovor hatten unsere Eltern Angst? Welches Verhalten wurde diesbezüglich an den Tag gelegt?
- Wovor haben wir Angst? Wie verhalten wir uns? Gibt es Parallelen zwischen unserem Verhalten und dem der Eltern?
- Was könnte man aus dem Kontrolldrama lernen?
- Neigen wir dazu, Dinge persönlich zu nehmen, auch wenn es gerade nicht um uns geht?
- Versuchen wir, uns die Schwächen anderer irgendwie zunutze zu machen (und sei es nur, um sie zu kritisieren)?
- Welche Eigenschaften können am besten unsere Eltern beschreiben (positive und negative Beschreibung)?
- Wie war die Kindheit der Eltern (jeweils Mutter/Vater)?
- Was war den Eltern am wichtigsten? Was hat in deren Leben gefehlt?
- Was könnten wir durch den elterlichen Einfluss gelernt haben? Auf was haben uns die Eltern vorbereitet?

Im Rahmen der *Bearbeitung* eines Kontrolldramas beschreiben Redfield und Adrienne (1995) nachstehende Umwandlungen der alten Gewohnheiten in positive Bestandteile des Lebens:

- Einschüchterer → Führungspersönlichkeit: Man gewinnt an Selbstvertrauen, das Führungsqualitäten mit sich bringt. D. h., man wird selbstbewusst, ohne arrogant zu sein, und bestimmt, ohne dominant zu sein; es fällt leichter, Herausforderungen zu genießen und die Mitarbeit anderer zu gewinnen.
- Vernehmungsbeamter → Berater: Man entwickelt einen eher forscherhaften Antrieb und setzt Neugier sowie Interesse nutzbringend ein. Ebenso verbessert sich die Kommunikationsfähigkeit.
- Unnahbarer → freier Denker: Die Notwendigkeit beseitigend, dass man unbedingt ein Außenseiter sein muss, führt zu einer vermehrten Einbeziehung der eigenen Intuition sowie der Entwicklung von Weisheit.
- Opfer → Reformator: Man findet in seiner eigenen Kraftquelle Ruhe. Häufig wird die Wandlung durch eine Krise ausgelöst, wie z. B. Krankheit oder Trauma, indem die betreffende Person lernt, Verantwortung für sich selbst zu übernehmen.

Nachdem man sich im ersten Schritt die Muster aus der Vergangenheit sowie eigene Kontrolldramen bewusst gemacht hat, besteht der zweite Schritt für Redfield und Adrienne (1995) darin, sich einerseits bewusst zu machen, mit welchem Menschentyp man in Resonanz steht, und andererseits aufzuhören, in Ergänzungsdramen zu gehen. Man muss willens sein, sich aus dem „Spiel" zurückzuziehen. Hat man beispielsweise andauernd Begegnungen mit Einschüchterern, liegt die Vermutung nah, dass man sich schwach oder machtlos fühlt (zumindest unbewusst) und als Ausgleich ebenfalls als Einschüchterer aufführt, da man das Gefühl hat, um Energie wetteifern zu müssen.

Fühlt man sich etwa eingeschüchtert, ist zu überlegen, an welchen Stellen man sich mit den eigenen Gefühlen von Wut oder Groll befassen sollte.

Alle Kontrolldramen sind verdeckte Bemühungen, um an Energie zu kommen. Diese Bemühungen werden nicht mehr funktionieren, sobald man sie bewusst und gezielt anspricht. Redfield und Adrienne (1995) schlagen folgende Strategien vor:

- zum Einschüchterer: „Warum bist Du verärgert?", „Mir scheint, Du möchtest, dass ich Angst vor Dir habe."
- zum Vernehmungsbeamten: „Ich mag Dich, aber in Deiner Gegenwart fühle ich mich kritisiert.", „Was stört Dich eigentlich?"
- zum Unnahbaren: „Ich habe das Gefühl, dass Du Distanz suchst. Wie fühlst Du Dich?"
- zum Opfer: „Ich habe den Eindruck, Du machst mich für die negativen Umstände Deines Lebens verantwortlich.", „Vielleicht beabsichtigst Du es nicht, aber ich habe das Gefühl, Du möchtest mir Schuldgefühle einreden."

Es geht für Redfield und Adrienne (1995) nicht primär um Antworten, sondern darum, die richtigen Fragen zu kennen. Ist die richtige Frage erkannt, wird sich die Antwort leichter ergeben. Achtet man aufmerksam auf Botschaften, die *Synchronizitäten* mit sich bringen, ergeben sich wertvolle Hilfestellungen bzgl. einer evtl. Verknüpfung verschiedener Ideen oder eines Hinweises auf eine Handlungsalternative (als Entscheidungshilfe). Hierbei unterscheiden Redfield und Adrienne (1995) zwischen *intellekt-* sowie *intuitionsgesteuerten* Botschaften: Erstere können u. a.

- auf Mangelgefühlen oder Furcht beruhen
- auf Schutzdenken basieren
- verlockend wirken und zu übereiltem Handeln auffordern
- erste unreflektierte Gedanken oder vorschnelle Antworten sein
- aus einer Notlage heraus entstehen

Intuitionsgesteuerte Botschaften hingegen

- sind liebevoll und beruhigend
- sind beständig
- sind ermutigend, positiv
- verlangen keine unmittelbaren, überstürzten Handlungen
- erfordern nur selten radikale Veränderungen, die ohne kleinere, allmählich Veränderungen herbeiführende Schritte auftreten

Intellekt ist hier nicht notwendigerweise negativ zu verstehen. Vielmehr ist das „Geplapper“ der Gedanken gemeint, das uns als Form eines „inneren Zweiflers“ ständig versucht, einen Strich durch die Rechnung zu machen. Intellekt ist ebenfalls im Kontext der bereits erwähnten „Geist-Gefängnisse“ (mind prisons) zu verstehen, während Intuition eine Repräsentation des nicht-lokalen Bewusstseins darstellt.

In diesem Zusammenhang wird es laut Redfield und Adrienne (1995) auch einfacher werden, zwischen Ängsten und tatsächlichen Gefahrzeichen zu unterscheiden. Häufig hängen die Ängste mit den Kontrolldramen zusammen. Beispielsweise hat es ein Opfer gelernt, unbewusst nach Schwierigkeiten zu suchen, um auf diese Weise in diesem Kontrolldrama bleiben zu können. Ein Einschüchterer könnte

Angst haben, nicht ernst genommen zu werden, und nach Widerständen suchen, um in seinem Kontrolldrama verharren zu können.

Eine Ursache vieler Probleme ist die Existenz von starren Hierarchien, die nach einer Beschreibung von Goswami (2007) auch einen Bestandteil der meisten Glaubenssysteme darstellen: In religiösen Anschauungen z. B. sowohl im „Himmelreich“ (Hierarchie zwischen Gott und Engeln bzw. Hierarchie zwischen Göttern) als auch in der organisationalen Struktur der Religionsgemeinschaften (Hierarchie zwischen Gemeindemitgliedern, Pfarrern und weiteren Kirchenführern), politischen Organisationen (Hierarchie zwischen Parteivorständen und einfachen Parteimitgliedern) und Wirtschaftsunternehmen (Hierarchie zwischen Abteilungs- und Teamleitern sowie Mitarbeitern). So etwas ist in einem transzendenten Bewusstsein, wie wir es hier kennen gelernt haben, nicht vorgesehen.

Besonders problematisch sind Hierarchien dann, wenn sie auf eine Anbetung von Propheten, Gottheiten oder Helden bzw. eine unterwürfige Verehrung vermeintlicher „Macht-Personen“ im Alltag beinhalten. Denn neben der Vernebelung einer kritischen Sicht auf Dinge und Sachverhalte kann hier vermutlich ausgeschlossen werden, dass diejenigen, welche sich in der Hierarchie oben befinden, zum Wohl der Allgemeinheit handeln. Hier dürften eher eigene Interessen im Vordergrund stehen.

Jedoch an solche Personen geben wir oft Macht und somit Energie und Verantwortung ab. Eine Hierarchie in diesem Sinn führt zu Begrenzung, da sie unseren Sinn dessen, was wir für möglich halten, einschränkt. Wenn wir unseren Alltagstätigkeiten nachgehen, hören wir allzu oft „von oben“, dass irgendetwas nicht möglich sei, z. B. aufgrund von Regeln oder formaler Vorschriften – obwohl eine Realisierung doch eigentlich recht einfach und unkompliziert, u. U. sogar das Richtige wäre. Wir müssen uns in unserer Gesellschaft viel weniger daran orientieren, was Gesetz ist, sondern viel mehr daran, was das Richtige ist. Martin Luther King sagte hierzu sehr treffend: „Feigheit fragt: ist es sicher? Eigennutz fragt: ist es diplomatisch? Eitelkeit fragt: ist es populär? Aber nur das Gewissen fragt: ist es richtig? Und es kommt eine Zeit, in der man eine Position einnehmen muss, die weder sicher, noch diplomatisch, noch populär ist. Man muss sie aber einnehmen, da das Gewissen sagt, dass sie richtig ist."

Nun könnte man den Einwand vorbringen, ohne Hierarchisierung würde Chaos entstehen. Dieses Argument ist sicherlich richtig – wenn die Menschen dem System, das die Hierarchie hervorgebracht hat, dienen (sollen). Nehmen wir aber eine andere Perspektive ein, dass das System für den Menschen da ist, was es auch sollte, sind wir von Chaos weit entfernt. Das System wird schließlich von denen zusammen gehalten, die sich ihm bedingungslos unterwerfen und die keine andere Perspektive einnehmen wollen. Unternähmen sie diesen Perspektivenwechsel, würde sich alles ändern, da neue Möglichkeiten wahrgenommen würden.

Während das System in seiner aktuellen Form Kontrolle über Dinge wie Glaube und Unterordnung/Konformität ausübt, führt dies in den Menschen zu Abgrenzung und Konflikt. Dadurch ist der Sinn zur Wahrnehmung des unendlichen Potentials nicht geschärft und wir begeben uns in ein mentales Gefängnis. An dieser Stelle sollten wir Glaube zurücknehmen und Wissen (Bewusstsein) einladen.

Ein wichtiger Schritt ist die Überwindung hierarchischen Denkens: „Wenn es seit Menschengedenken eine Idee gibt, die uns dazu treibt, Gewalt anzuwenden und Kriege zu führen [und natürlich jegliche Konflikte zu haben], dann ist es die der Hierarchie. Mit der Entwicklung der Menschheit vom Jagen und Sammeln zu Ackerbau und Viehzucht wuchsen verschiedene Hierarchien aus und begannen, die Zivilisation zu dominieren – Monarchien, religiöse Hierarchien, Patriarchien etc.

[...] Wie wir sehen, zerbröckeln allmählich rund um die Welt künstliche Hierarchien, etwa auf Rasse und Geschlecht aufgebaute Ordnungen." (Goswami, 2007) Und das ist gut so, denn Hierarchie ist ein Produkt des Getrenntseins – in einer grundlegenden Einheit ist ein solches Konstrukt unnötig.

Hierarchisches Denken ist ein Produkt des Geistes (Ego-Ebene), genauer: des Mittelhirns (siehe Teil I.), und kommt nicht aus der grundlegenden Einheit des Bewusstseins. Somit stehen Glaubenssysteme, die Hierarchien als Grundlage haben, einer spirituellen Entwicklung entgegen, denn spirituelle Entwicklung bedeutet, sich seiner wahren Natur bewusst zu werden, nämlich dass wir Bewusstsein sind. Nun benötigt Bewusstsein keine Hierarchien, hier wäre eine „holographische Struktur" angemessen. Dinge wie Wirtschaft, Religion oder Politik benötigen aber Hierarchie – folglich bremsen sie eine spirituelle Entwicklung. Die genannten Konzepte fördern in ihrer gegenwärtig praktizierten Form also das Gefühl des Getrenntseins, wo ein Gefühl des Einsseins dringend nötig wäre.

7. Zusammenfassung: Die quantenphysikalische Sichtweise

Ein durch die quantenphysikalische Forschung aufgedecktes Prinzip ist die Superposition: Hier existieren alle potentiellen Möglichkeiten simultan in einem Quantensystem (man spricht von einer „Quantenwellenfunktion"). Erst wenn wir beobachten oder wahrnehmen, würde ein singuläres Ereignis hervorgerufen – dies wird als Kollaps der Quantenwellenfunktion bezeichnet. Eine Superposition bleibt also so lange aufrecht, bis etwas wahrgenommen wird. Und was wir wahrnehmen, hängt davon ab, wie wir denken.

An dieser Stelle kommt ein weiteres quantenphysikalisches Prinzip zum Tragen: Resonanz, die wir durch unsere Denkweise erzeugen. Hiermit ziehen wir Dinge wie Ereignisse und Personen, auch ähnliche Gedanken, in unser Erleben. Wir verschränken uns damit.

Verschränkung und Nicht-Lokalität sind zwei weitere Prinzipien der Quantenphysik. Sind zwei Dinge miteinander verschränkt, haben sie über unbegrenzte räumliche Distanz eine Verbindung, ohne dass Informationen fließen. Diese Verbindung wird über eine grundlegende, das gesamte Universum verbindende Ebene etabliert. So verschränken wir uns (ebenfalls nicht-lokal) mit unseren Gedanken, inklusive Sorgen und Nöten. Durch die Resonanz entsteht hier ein sich selbst stabilisierender Kreislauf.

Um diesen Kreislauf verlassen zu können, müssen wir uns eines weiteren quantenphysikalischen Prinzips bedienen, nämlich der Diskontinuität. Änderungen geschehen hier nämlich nicht kontinuierlich und allmählich, sondern plötzlich und spontan (Diskontinuität). Solche Änderungen haben andere Gedanken zur Folge, die sich allmählich zu einer neuen Denkweise entwickeln, welche wiederum dazu führt, dass wir anders wahrnehmen. Hierdurch können sich andere potentielle Möglichkeiten manifestieren. Ebenso wird sich die Resonanz ändern, wodurch wir einen neuen sich selbst stabilisierenden Kreislauf erzeugen.

Durch folgende Analogie können diese Zusammenhänge anschaulich dargestellt werden: Wir sind wie ein Radio, das beliebig viele Radiosender empfangen, aber nur einen einzigen wiedergeben kann (dies ist unsere Wahrnehmung und damit „Realität"). Ist das Radio nun auf einen bestimmten Sender einjustiert, kann es genau diesen Sender wiedergeben, während auf die übrigen Sender momentan nicht zugegriffen werden kann, obwohl sie vorhanden sind. Durch Einstellen eines anderen Senders ändert sich die Wahrnehmung (bzw. die „Realität").

Das Zusammentreffen von Personen und Ereignissen wird in diesem Kontext nicht als Zufall, sondern als das Ergebnis eines interaktiven schöpferischen Prozesses angesehen, in dem wir nicht voneinander getrennt sondern Eins sind. Über das Nullpunktfeld, ein quantenholographisches Bewusstseinsfeld, bildet das gesamte Universum eine Einheit. Somit hat alles, was wir individuell denken, einen Einfluss auf das Gesamte.

Das Streben nach Harmonie und Gewaltfreiheit sind automatische Begleiterscheinungen von Spiritualität. So wird jeder Mensch es ablehnen, in Konflikten jemand anderen zu verletzen – sei es durch (zu) harte Worte oder auch durch Gewalt. Als Folge wird sich eine pazifistische Lebensweise einstellen. Eine weitere Form der Gewaltfreiheit ist eine zumindest vegetarische (besser vegane) Lebensweise, da der Konsum von Produkten, die aufgrund des Leides eines Tieres gewonnen worden sind, einer Befürwortung oder zumindest einem stillschweigenden Einverständnis bzgl. des dem Tier zugefügten Leides gleichkommt – eine Ablehnung dieses Leides hätte logischerweise eine Ablehnung der entsprechenden Produkte zur Folge. Spiritualität bedeutet Respekt vor *allen* Lebewesen, es gibt keine Ausnahme. Das wäre rassistisch.

Die Entdeckung des Nullpunktfeldes hat den Beweis erbracht, dass alles Eins ist. Fügt man also einem anderen Lebewesen ein Leid zu oder nimmt dieses Leid zumindest billigend in Kauf, so fügt man sich dieses letztendlich selbst zu.

Aufgrund der Nicht-Lokalität gilt, was an einem bestimmten Ort ist, befindet sich gleichzeitig überall. Wenn also irgendwo eine Ungerechtigkeit geschieht, ist dies eine Gefahr für alle. Man kann sich nicht herausreden und etwa sagen, es sei ja auf der „anderen Seite der Welt" geschehen. Das ist irrelevant; der springende Punkt ist, dass es überhaupt geschehen ist. Genau daraus erwächst die Verantwortung jedes einzelnen. Verantwortung übernehmen heißt, die Macht zurückholen, die man zuvor abgegeben hat. Wir sind keine unbedeutenden Individuen, die keinen Einfluss haben. Wir erschaffen unsere Realität, jeder von uns und wir alle gemeinsam. Jede Person hat daher einen Einfluss, und sollte versuchen, die positiven Veränderungen zu leben, die sie selbst erfahren möchte.

Geht die Aufmerksamkeit nach innen, folgt die Energie dorthin. So sagt es bereits das Sprichwort „Energy flows where attention goes.".

8. Beispielhafte Bezüge zwischen Teil I. und Teil II.

Das in Teil I. erwähnte Bereitschaftspotential stimmt mit der Zeit überein, die die Superposition in den Mikrotubuli (Teil II.) andauert. Bevor eine Entscheidung getroffen wird (der Moment, in dem Orch OR geschieht), beginnt bereits die neuronale Aktivität. Dies könnte damit zusammenhängen, dass innerhalb der Neuronen, genauer: in den Mikrotubuli, eine Superposition vorhanden ist, die gerade dabei ist, ihren Schwellenwert zur Reduktion zu erreichen – dass dies als neuronale Aktivität erkennbar ist, erscheint durchaus plausibel.

In Teil I. haben wir auch gesehen, dass man sich zu 40 % der Zeit, die eine als Angewohnheit geltende Handlung andauert, dieser Handlung bewusst ist – diese 40 % treten nicht an einem Stück auf. Dieser Zusammenhang entspricht exakt der Diskontinuität aus Teil II.

Die Positive Psychologie verfolgt Ziele, die mit einer Aktivierung des Lobus frontalis einhergehen und fügt sich daher optimal in die neuro-emotionale Betrachtungsweise ein. Die Positive Psychologie legt Wert auf positive Emotionen und stellt diese ins Zentrum der Betrachtung. Dies verträgt sich auch sehr gut damit, dass jeder Gedanke ein schöpferisches Potential hat, das durch positive Emotionen verstärkt wird. Auch die Idee, sich nicht von der evtl. Negativität anderer beeinflussen zu lassen, geht mit der Positiven Psychologie konform.

Primär die rechte Hirnhälfte stellt unsere individuelle Anbindung an das Nullpunktfeld her. Da Frieden nach Ansicht von Taylor (2008) unser Ausgangs- und nicht unser Zielort sein sollte, liegt unser Ziel darin: Wir sollten das friedliche Einheitsbewusstsein, das sich in der rechten Hirnhälfte zeigt, mit den Fähigkeiten der linken Hirnhälfte unterstützend kombinieren, um mit unserer Umgebung zu kommunizieren.

Die in Teil II. betrachtete Dekohärenz könnte auch durch Psychonen auftreten. Durch unser Denken und unsere Intention ist es möglich, dass wir Psychonen aussenden und dadurch Superpositionen zum Kollaps bringen.

Das Ziel ist, von der begrenzten Ebene des Geistes, die eine Wahrnehmung nur über die fünf Sinne zulässt, auf die Ebene von Bewusstsein zu „wechseln". Dort ist die Perspektive eine andere, sie ist weniger begrenzt. Wir erfahren unsere virtuelle Realität über den Geist (und natürlich den Körper) und können, da er begrenzt ist, nur ein relativ geringes Spektrum wahrnehmen, er sieht nicht alles und kann nicht immer alle Zusammenhänge herstellen – Bewusstsein kann es, da es unbegrenzt ist.

Unser Körper ist eine Art „Werkzeug", mit dem Bewusstsein diese (holographische) Realität wahrnimmt. Jeder Körper ist solch ein „Werkzeug" und betrachtet dieselbe Realität aus einer anderen Perspektive und macht seine Erfahrungen. Auf der fundamentalen Ebene ist alles Eins, Bewusstsein. Die verschiedenen Perspektiven sind die an der Oberfläche sichtbare Heterogenität, unsere Individualität und die Vielfalt, die wir täglich wahrnehmen. Wenn ein Körper stirbt, legt das nicht-lokale Bewusstsein lediglich ein Werkzeug beiseite, da die gewünschten Erfahrungen aus dem betreffenden Blickwinkel heraus gemacht wurden. Wird ein Körper geboren, nimmt das nicht-lokale Bewusstsein ein anderes Werkzeug in die Hand, um andere Erfahrungen zu machen und aus einem anderen Blickwinkel heraus zu beobachten. Die Entscheidung, überhaupt geboren zu werden, wird auf der Bewusstseins-Ebene getroffen – die Geist-Ebene muss die entsprechenden Erfahrungen machen und diese Entscheidung verstehen. Wir müssen also lernen, hinter unsere Entscheidungen zu blicken.

So betrachtet der neuro-emotionale Ansatz vorherrschende Denkstrukturen als Konfiguration neuronaler Netze, die im Rahmen eines neuro-emotionalen Gleichgewichts mit einer entsprechenden Emotionslage korrespondieren. Es liegt eine emotionale Sucht zugrunde, die versucht, die bestehende Emotionslage aufrecht zu erhalten, so dass wir unbewusst auf Situationen zusteuern, die genau dies ermöglichen. Das Ziel ist, ein anderes neuro-emotionales Gleichgewicht zu finden. Der erste Schritt ist eine bewusste Entscheidung, die mit einer Aktivierung des Lobus frontalis einhergeht, während man vorher i. d. R. vom Mittelhirn bestimmt ist. Die Betrachtungsweise der Positiven Psychologie stellt eine hervorragende Ergänzung dar, denn sie stellt positive Aspekte in den Vordergrund – auf der Suche nach einem anderen neuro-emotionalen Gleichgewicht wollen wir natürlich positive Emotionen sowie unsere Stärken und Talente betrachten und nicht auf die negativen Emotionen sowie unsere Schwächen fokussieren. Letztere sind Bestandteil des „alten" neuro-emotionalen Gleichgewichts, welches ja abgelöst werden soll.

Die quantenphysikalische Sichtweise greift die grundlegende Einheit des gesamten Universums auf und erkennt an, dass wir unsere Realität nicht nur passiv wahrnehmen, sondern sie aktiv mitgestalten. Das, was wir wahrnehmen, ist ein Spiegel unserer Denkweise; da alles Frequenz und Schwingung ist, erhalten wir genau das, was dem von uns Ausgesendeten entspricht. Somit stehen wir mit unserer gesamten Umgebung in Resonanz. Sind wir mit dem, was wir wahrnehmen, nicht zufrieden, müssen wir mit dem, was wir möchten, in Resonanz treten. So, wie wir ein Radio auf einen anderen Sender einjustieren, müssen wir uns selbst auf das Gewünschte einjustieren: Wenn wir beispielsweise Ruhe und Frieden möchten, müssen wir selbst ruhig und friedlich sein. Sind wir hingegen nicht ruhig und friedlich, erhalten wir als Resultat natürlich Unruhe und Konflikt.

Da wir aus der quantenphysikalischen Betrachtung um die Einheit von allem wissen, haben wir auch ein anderes Maß an Verantwortung. Wenn wir alle Eins sind, dann sind wir natürlich auch dafür verantwortlich, welchen Umgang wir mit unserem Umfeld pflegen. Dies ist die „Frequenz, auf der wir senden", und eben dies wird entsprechend zu uns zurückkommen.

Epilog

Realität ist aufgrund der virtuellen, holographischen Natur des Universums nicht festgelegt, vielmehr handelt es sich um eine Illusion, denn eigentlich ist Materie nicht solide – sie besteht aus Atomen, die ihrerseits zum größten Teil aus „luftleerem“ Raum bestehen. Es gibt also kein „da draußen“, nur ein „hier drinnen“: Alles was wir wahrnehmen, spielt sich letztendlich in unserem Gehirn ab, da es alle eintreffenden Signale verarbeitet. Diese Signale haben unterschiedliche Frequenzen, weswegen wir manches als Ton, anderes als Bild und wieder anderes als Geruch wahrnehmen. Unsere Sinnesorgane sind auf die Frequenzen einjustiert, für die sie jeweils zuständig sind.

Der basale Grundzustand ist wellenförmig schwingende Energie, wie auch die String- bzw. M-Theorie beschreibt. Die treibende Kraft ist Bewusstsein, das als nicht-lokales Feld im ganzen Universum vorhanden ist. Dieses Bewusstsein schlägt sich gemäß des Orch-OR-Modells in den Neuronen des Gehirns (Mikrotubuli) nieder. So sind wir als makroskopische Körper über die mikroskopische Ebene mit allem Sein verbunden. Wir alle, Mensch, Tier und Umwelt, sind miteinander verbunden, alles ist Eins. Diesbezüglich erkannte auch beispielsweise Bill Hicks: „All matter is merely energy condensed to a slow vibration, we are all one consciousness experiencing itself subjectively.“

Wie wir gesehen haben, trifft uns das, was wir denken. Jedoch gilt es hier, einen entscheidenden Punkt zu beachten: Es geht nicht um das Denken auf der Ego-Ebene (Alltagsbewusstsein), weswegen es auch nicht funktioniert, sich materiellen Wohlstand zu manifestieren, indem man es sich nur oft genug vorstellt. Vielmehr müssen wir die subtilen Ebenen des Seins erreichen (Samadhi) und uns selbst als das erkennen, was wir sind. Wir sind nicht unser Körper oder unser Job. Wir sind kosmisches Bewusstsein, das Erfahrungen sammelt mit einem bestimmten

Körper und einem bestimmten Job. Oftmals vergessen wir, dass wir uns in Einklang mit unserem wahren Selbst bringen müssen.

Hierzu sagte sehr treffend Bill Hicks: „The world is like a ride at an amusement park, and when you choose to go on it, you think it's real, because that's how powerful our minds are. And the ride goes up and down and round and round and it has thrills and chills and it's very brightly coloured and it's very loud. And it's fun, for a while. Some people have been on the ride for a long time, and they begin to question: 'Is this real? Or is this just a ride?' And other people have remembered, and they say 'Hey! Don't worry, don't be afraid ever because this is just a ride.'"

Wir haben die Wahl und die Möglichkeit, uns von den falschen Vorstellungen, die unserem Ego seit unserer Geburt gefüttert wurden, zu befreien. Wir sind dazu konditioniert, auf eine bestimmte Art zu denken, und zwar so intensiv, dass es sich sehr tief in uns eingegraben hat. Wir wissen, was alles nicht möglich ist, was unsere Grenzen sind, wem wir gehorchen müssen, was wir alles nicht können, was alles negativ und schlecht ist. Die ganze Welt scheint in Chaos und Konflikt zu versinken. Doch wir haben, individuell und kollektiv, die Möglichkeit, dies zu überwinden. Wir haben gesehen, dass Positives dreimal häufiger im Alltag vorkommt als Negatives. Alles, was wir tun müssen ist, unseren Fokus neu auszurichten. Wir müssen daran denken, dass wir unsere Realität selbst erschaffen. Bill Hicks ergänzt hierzu: „It's just a ride, and we can change it any time we want. It's only a choice. No effort. No worry. No job. No savings and money. Just a choice, right now, between fear and love. The eyes of fear want you to put bigger locks on your door, buy bigger guns, close yourself off. The eyes of love, instead, see all of us as one. Here's what we can do to change the world, right now, into a better ride. Take all that money we spend on weapons and defence each year and, instead, spend it feeding, clothing and educating the poor of the world, which it would do many times over – not one human being excluded – and we can explore space together, both inner and outer, forever. In peace."

Wir erschaffen unsere Realität im Rahmen eines interaktiven schöpferischen Prozesses selbst. D. h., wir haben es in der Hand, uns sowohl individuell als auch kollektiv eine bessere Welt zu ermöglichen. Letztendlich geht es darum, aus dem unendlichen Potential aller Möglichkeiten (Superpositionen) eine wünschenswertere Welt zu manifestieren. Das sollten wir tun – jeden Tag.

Das Universum ist auf dem Prinzip der Resonanz aufgebaut. Wenn wir also Frieden wollen, im Innen wie im Außen, müssen wir friedfertig denken, handeln und sein. Man kämpft nicht für Frieden, man friedet für Frieden.

Verwendete Quellen

Ader, R. (2000). On the Development of Psychoneuroimmunology. *European Journal of Pharmacology, 405*, 167-176.

Aharonov, Y., Zubairy, M. (2005). Time and the Quantum: Erasing the Past and Impacting the Future. *Science, 307*, 875-879.

Alford, L. (2006). Psychoneuroimmunology For Physiotherapists. *Physiotherapy, 92*, 187-191.

Arkani-Hamed, N. et al. (2003). Die unsichtbaren Dimensionen des Universums. *Spektrum der Wissenschaft, Dossier, 1 (Vom Quant zum Kosmos)*, 56-63.

Arndt, M. et al. (1999). Wave-particle Duality of C60 Molecules. *Nature, 401*, 680-682.

Aspect, A. et al. (1981). Experimental Tests of Realistic Local Theories Via Bell's Theorem. *Physical Review Letters, 47*, 460-463.

Aufmuth, P., Rüdiger, A. (2000). Gravitationswellen – ein neues Fenster zum Universum. *Physik in unserer Zeit, 1*, 14-21.

Balzer, C. et al. (2000). The Quantum Zeno Effect – Evolution of an Atom Impeded By Measurement. *Optics Communications, 180*, 115-120.

Bandura, A., Cervone, D. (1983). Self-Evaluative and Self-efficacy Mechanisms Governing the Motivational Effects of Goal Systems. *Journal of Personality and Social Psychology, 45*, 1017-1028.

Bauer, J. (2006). *Das Gedächtnis des Körpers. Wie Beziehungen und Lebensstile unsere Gene steuern*. München: Piper.

Baumgartner, T. et al. (2008). *Oxytocin Shapes the Neural Circuitry of Trust and Trust Adaptation in Humans. Neuron, 58*, 639-650.

Binswanger, M. (2010). *Die Tretmühlen des Glücks. Wir haben immer mehr und werden nicht glücklicher. Was können wir tun?* Freiburg: Herder.

Bohm, D. (1980). *Wholeness and the Implicate Order*. London, New York: Routledge.

Braden, G. (2008). *Verlorene Geheimnisse des Betens. Die verborgene Kraft von Schönheit, Segen, Weisheit und Schmerz*. Taufkirchen: Echnaton

Bradley, R. (2006). *The Psychophysiology of Entrepreneurial Intuition: A Quantum-holographic Theory*. Zugriff am 31.3.2013 unter http://www.heartmath.org/templates/ihm/downloads/pdf/research/publications/bradley-psychophysiology-of-entreprenuerial-intuition.pdf

Bremner, J. (1999). Does Stress Damage the Brain? *Biological Psychiatry, 45*, 797-805.

Buks, E. et al. (1998). Dephasing in Electron Interference By a 'Which-Path' Detector. *Nature, 391*, 871-874.

Bunnell, T. (1999). The Effect of 'Healing With Intent' on Pepsin Enzyme Activity. *Journal of Scientific Exploration, 13*, 139-148.

Capra, F. (1975). *The Tao of Physics*. Boulder: Shambhala.

Courtland, R. (2009). *TV Switch-over Triggers Rush to See Rare Stars*. Zugriff am 31.3.2013 unter http://www.newscientist.com/article/mg20427333.50-tv-switchover-triggers-rush-to-see-rare-stars.html

Csikszentmihalyi, M. (2010). *Flow – Das Geheimnis des Glücks.* Stuttgart: Klett-Cotta.

de Kooker, M. (2008). Mind, Immunity, and Health – The Science and Clinical Application of Psychoneuroimmunology. *CME, 26,* 18-20.

De, A., Pal, D. (2004). New Theory – Physics of Consciousness and Its Model May Provide Guidelines to Solve Many Scientific Problems. *Neuroquantology, 1,* 17-28.

Dispenza, J. (2007). *Evolve Your Brain – The Science of Changing Your Mind.* Deerfield Beach: Health Communications.

Duckworth, A. et al. (2005). Positive Psychology in Clinical Practice. *Annual Review Of Clinical Psychology, 1,* 629-651.

Eppley, K., Abrams, A. (1989). Differential Effects of Relaxation Techniques on Trait Anxiety: A Meta-analysis. *Journal of Clinical Psychology, 45,* 957-974.

Fosar, G., Bludorf, F. (2005). DNA kommuniziert im Universum. *Raum & Zeit, 138,* 90-94.

Friedman, J. et al. (2000). Quantum Superposition Of Distinct Macroscopic States. *Nature, 406,* 43-46.

Gable, S., Haidt, J. (2005). What (And Why) Is Positive Psychology. *Review of General Psychology, 9,* 103-110.

Goswami, A. (2004). *The Quantum Doctor. A Physicist's Guide to Health and Healing.* Charlottesville: Hampton Roads.

Goswami, A. (2007). *Das bewusste Universum.* Stuttgart: Lüchow.

Grass, F. et al. (2004). Biophotons, Microtubules, And CNS – Is Our Brain a 'Holographic Computer'? *Medical Hypotheses, 62,* 169-172.

Greene, B. (2004). *The Fabric Of The Cosmos: Space, Time, and the Texture of Reality*. New York, Toronto: Random House.

Gross, J., Munoz, R. (1995). Emotional Regulation and Mental Health. *Clinical Psychology: Science And Practice, 2*, 151-164.

Hagelin, J. (1987). Is Consciousness the Unified Field? A Field Theorist's Perspective. *Journal of Modern Science and Vedic Science, 1*, 28-87.

Hagelin, J. (1992): Achieving World Peace Through a New Science and Technology. Modern Science and Vedic Science, 5, 1-28.

Hagelin, J. (2007). The Mystique Of Intention. *Shift – At The Frontiers Of Consciousness, 15*, 16-21.

Hagelin, J. et al. (1999). Effects of Group Practice of the Transcendental Meditation Program on Preventing Violent Crime in Washington, D. C. – Results of the National Demonstration Project, June-July 1993. *Social Indicators Research, 47*, 153-201.

Haggard, P., Libet, B. (2001). Conscious Intention and Brain Activity. *Journal of Consciousness Studies, 8*, 47-63.

Haisch, B. et al. (1997). Physics of the Zero-point Field: Implications For Inertia, Gravitation, and Mass. *Speculations in Science and Technology, 20*, 99-114.

Hameroff, S. (1998a). Quantum Computation in Brain Microtubules? The Penrose-Hameroff 'Orch OR' Model of Consciousness. *Philosophical Transactions Of The Royal Society A, 356*, 1869-1896.

Hameroff, S. (1998b). *'Funda-Mentality' – Is the Conscious Mind Subtly Linked to a Basic Level of the Universe?* Zugriff am 31.3.2013 unter http://www.quantumconsciousness.org/penrose-hameroff/fundamentality.html

Hameroff, S. (2006). Consciousness, Neurobiology, and Quantum Mechanics: The Case For a Connection. In J. Tuszynski (Hrsg.), *The Emerging Physics Of Consciousness* (S. 193-253). Berlin, Heidelberg, New York: Springer.

Hameroff, S. (2010). The 'Conscious Pilot' – Dendritic Synchrony Moves Through the Brain to Mediate Consciousness. *Journal of Biological Physics, 36*, 71-93.

Hameroff, S., Penrose, R. (1996). *Conscious Events As Orchestrated Space-Time Selections.* Zugriff am 31.3.2013 unter http://www.quantumconsciousness.org/penrose-hameroff/consciousevents.html

Hameroff, S. et al. (2002). Conduction Pathways in Microtubules, Biological Quantum Computation, and Consciousness. in *BioSystems, 64*, 149-168.

Henry, J. (2003). Positive Organisations. *The Psychologist, 16*, 138-139.

Henry, R. (2005). The Mental Universe. *Nature*, Vol. *436*, 29.

Hessmo, B. et al. (2004). Experimental Demonstration of Single Photon Nonlocality. *Physical Review Letters, 92*, 180401.1-180401.4.

Hicks, E., Hicks, J. (2008). *The Law Of Attraction*. Berlin: Ullstein

Hicks, E.; Hicks, J. (2009): *Wie unsere Gefühle die Realität erschaffen*. Berlin: Ullstein

Hökfelt, T. et al. (2000). Neuropeptides – An Overview. *Neuropharmacology, 39*, 1337-1356.

Hölzel, B. et al. (2011). Mindfulness Practice Leads to Increases in Regional Brain Gray Matter Density. *Psychiatry Research: Neuroimaging, 191*, 36-43.

Hogan, C. (2008a). Indeterminacy of Holographic Quantum Geometry. *Physical Review D, 78*, 087501.1-087501.4.

Hogan, C. (2008b). Measurement of Quantum Fluctuations in Geometry. *Physical Review D, 77*, 104031.1-104031.7.

Hogan, C. (2003). Auf der Suche nach dem Quanten-Ursprung der Zeit. *Spektrum der Wissenschaft, Dossier, 1: „Vom Quant zum Kosmos"*, 90-98.

Holder, M. (2008). Spirituality, Religiousness, and Happiness in Children Aged 8-12 Years. *Journal Of Happiness Studies, 11*, 131-150.

Horava, P. (1999). M-Theory As a Holographic Field Theory. *Physical Review D, 59*, 046004-046031.

Insel, T., Young, L. (2000). Neuropeptides and the Evolution of Social Behavior. *Current Opinions in Neurobiology, 10*, 784-789.

Itano, W. et al. (1990). Quantum Zeno Effect. *Physical Review A, 41*, 2295-2300.

Jeffres, L., Dobos, J. (1995). Separating People's Satisfaction With Life and Public Perceptions of the Quality of Life in The Environment. *Social Indicators Research, 34*, 181-211.

Jevning, R. et al. (1996). Effects on Regional Cerebral Blood Flow of Transcendental Meditation. *Physiology and Behavior, 59*, 399-402.

John, E. (2001). A Field Theory of Consciousness. *Consciousness And Cognition, 10*, 184-213.

Joli, J. (2003). Supersymmetrie in Atomkernen. *Spektrum der Wissenschaft, Dossier, 1: „Vom Quant zum Kosmos"*, 48-55.

Kabat-Zinn, J. (2010). *Im Alltag Ruhe finden – Meditationen für ein gelassenes Leben*. München: Knaur.

Kaku, M. (1995). *Hyperspace – A Scientific Odyssey Through Parallel Universes, Time Warps, and the Tenth Dimension*. Oxford: University Press.

Kashy, D. et al. (2002). Habits In Everyday Life: Thought, Emotion, And Action. *Journal of Personality and Social Psychology, 83*, 1281-1297.

Kiecolt-Glaser, J. et al. (2002). Emotions, Morbidity, and Mortality: New Perspectives From Psychoneuroimmunology. *Annual Review of Psychology, 53*, 83-107.

Kosfeld, M. et al. (2005). Oxytocin Increases Trust in Humans. *Nature, 435*, 673-676.

Larson, E., Witham, L. (1998). Leading Scientists Still Reject God. *Nature, 394*, 313.

Layard, R. (2009). *Die glückliche Gesellschaft – Was wir aus der Glücksforschung lernen können*. Frankfurt am Main: Campus

Libet, B. (2006). Reflections on the Interaction of the Mind and Brain. *Progress in Neurobiology, 78*, 322-326.

Lipton, B. (2005). *The Biology of Belief – Unleashing the Power of Consciousness, Matter, and Miracles*. Santa Rosa: Elite Books.

London, F., Bauer, E. (1983). The Theory Of Observation in Quantum Mechanics. In J. Wheeler, W. Zurek (Hrsg.), *Quantum Theory and Measurement* (S. 217-259). New Jersey: Princeton University Press.

Lundeen, J., Steinberg, A. (2009). Experimental Joint Weak Measurement on a Photon Pair As a Probe of Hardy's Paradox. *Physical Review Letters, 102,* 020404-020407.

Lutz, A. et al. (2004). Long-term Meditators Self-induce High-amplitude Gamma Synchrony During Mental Practice. *Proceedings of the National Academy of Sciences, 101,* 16369-16373.

Lyubinov, N. (1999). Use of the Latent Reserves of the Brain. in *Human Physiology, 25,* 171-180.

McCraty, R. et al. (1996). *Head-heart Entrainment: A Preliminary Survey.* Zugriff am 31.3.2013 unter http://www.heartmath.org/research/research-publications/head-heart-entrainment-a-preliminary-survey.html

McCraty, R., Atkinson, M. (1999). *Cardiac Coherence Increases Heart-brain Synchronization.* Zugriff am 31.3.2013 unter http://www.heartmath.org/research/science-of-the-heart-head-heart-interactions.html

McCraty, R., Tiller, W. (1999). *The Role of Physiological Coherence in the Detection and Measurement of Cardiac Energy Exchange Between People.* Zugriff am 31.3.2013 unter http://www.heartmath.org/research/research-publications/role-of-physiological-coherence-in-the-detection-and-measurement-of-cardiac-energy-exchange.html

McTaggart, L. (2007). *Das Nullpunkt-Feld – Auf der Suche nach der kosmischen Urenergie.* München: Goldmann.

Moll, K., Moll, M. (1997). *Anatomie – Kurzlehrbuch zum Gegenstandskatalog 1.* Lübeck, Stuttgart, Jena, Ulm: Fischer

Narvaez, D. (2008). Human Flourishing and Moral Development: Cognitive and Neurobiological Perspectives of Virtue Development. In L. Nucci, D. Narvaez (Hrsg.), *Handbook Of Moral And Character Education* (S. 310-327). Mahwah: Erlbaum.

Niebur, E. et al. (2002). Synchrony: A Neuronal Mechanism For Attentional Selection? *Current Opinion In Neurobiology, 12,* 190-194.

Ochsner, K., Gross, J. (2005). The Cognitive Control of Emotion. *Trends in Cognitive Science, 9,* 242-249.

o'Connell, A. et al. (2010). Quantum Ground State and Single-phonon Control of a Mechanical Resonator. *Nature, 464,* 697-703.

Orme-Johnson, D. (1987). Medical Care Utilization and the Transcendental Meditation Program. *Psychosomatic Medicine, 49,* 493-507.

Palkovits, M. (2000). Stress-induced Expression of Co-localized Neuropeptides in Hypothalamic and Amygdaloid Neurons. *European Journal of Pharmacology, 405,* 161-166.

Park, N. et al. (2006). Character Strengths in Fifty-four Nations and the Fifty US States. *Journal of Positive Psychology, 1,* 118-129.

Pert, C. (1988). The Material Basis of Emotions. *Whole Earth Review, 2,* 106-111.

Pert, C. (2007). *Moleküle der Gefühle – Körper, Geist und Emotionen.* Reinbek: Rowohlt.

Phillips, D. et al. (2001). The Hound of the Baskervilles Effect: Natural Experiment on the Influence of Psychological Stress on Timing of Death. *British Medical Journal, 323,* 1443-1446.

Platsch, K. (2000). *Psychosomatik in der Chinesischen Medizin – Wenn Geist Essenz durchdringt.* München, Jena: Urban & Fischer.

Powell, D. (2009). Twin Telepathy and the Illusion of Separation. *Shift – At the Frontierts of Consciousness, 22*, 20-25.

Pratt, D. (1997). Consciousness, Causality, and Quantum Physics. *Journal of Scientific Exploration, 11*, 69-78.

Pribram, K. (1987). The Implicate Brain. In B. Hiley, D. Peat (Hrsg.), *Quantum Implications – Essays in Honor of David Bohm* (S. 365-371). London, New York: Routledge.

Pribram, K. (2006). Holism vs. Wholism. *World Futures, 62*, 42-46.

Prideaux, J. (2003). *Comparison Between Karl Pribram's 'Holographic Brain Theory' and More Conventional Models of Neuronal Computation*. Zugriff am 31.3.2013 unter http://www.stealthskater.com/Documents/Consciousness_12.doc

Radin, D. (1997). Unconscious Perception of Future Emotions: An Experiment in Presentiment. *Journal of Scientific Exploration, 11*, 163-180.

Radin, D. (2002). A Dog That Seems to Know When His Owner Is Coming Home – Effect of Environmental Variables. *Journal of Scientific Exploration, 16*, 579-592.

Radin D. (2003). For Whom the Bell Tolls – A Question of Global Consciousness. *Noetic Sciences Review, 2*, 38-45.

Radin, D. (2004). Event-related Electroencephalographic Correlations Between Isolated Human Subjects. *Journal of Alternative and Complementary Medicine, 10*, 315-323.

Radin, D. (2005). Gut Feelings, Intuition, and Emotions: An Exploratory Study. *Journal of Alternative and Complementary Medicine, 11*, 85-91.

Radin, D. (2006). Double-blind Test of the Effects of Distant Intention on Water Crystal Formation. *Explore, 2,* 408-411.

Radin, D. et al. (2008). Compassionate Intention As a Therapeutic Intervention By Partners of Cancer Patients: Effects of Distant Intention on the Patients' Autonomic Nervous System. *Explore, 4,* 235-243.

Redfield, J., Adrienne, C. (1995). *Die Erkenntnisse von Celestine – Das Handbuch zur Arbeit mit den ‚Neun Erkenntnissen' aus dem Bestseller ‚Die Prophezeiungen von Celestine'.* München: Heyne.

Redfield, J., Adrienne, C. (1997). *Das Handbuch der zehnten Prophezeiung von Celestine. Vom alltäglichen Umgang mit der zehnten Erkenntnis.* München: Heyne.

Richards, J., Gross, J. (2000). Emotion Regulation and Memory: The Cognitive Costs of Keeping One's Cool. *Journal of Personality and Social Psychology, 79,* 410-424.

Richter, W. et al. (2000). Functional Magnetic Resonance Imaging With Intermolecular Multiple-quantum Coherences. *Magnetic Resonance Imaging, 18,* 489-494.

Rovelli, C. (2005). Relational Quantum Mechanics. In A. Elitzur et al. (Hrsg.), *Quo Vadis Quantum Mechanics?* (S. 113-120). Berlin, Heidelberg, New York: Springer.

Schwartz, J. et al. (2005). Quantum Physics in Neuroscience and Psychology: A Neurophysical Model of Mind-brain Interaction. *Philosophical Transactions of the Royal Society B, 360,* 1309-1327.

Seligman, M. (2003). Positive Psychology – Fundamental Assumptions. *The Psychologist, 16,* 126-127.

Seligman, M. (2011). *Der Glücks-Faktor – Warum Optimisten länger leben*. Köln: Bastei-Lübbe.

Shackell, E., Standing, L. (2007). Mind Over Matter: Mental Training Increases Physical Strength. *North American Journal of Psychology, 9*, 189-200.

Sheldrake, R. (2006). *Der siebte Sinn des Menschen. Gedankenübertragung, Vorahnungen und andere unerklärliche Fähigkeiten*. Frankfurt am Main: Fischer.

Shi, Y. et al. (2003). Stressed to Death: Implication of Lymphocyte Apoptosis For Psychoneuroimmunology. *Brain, Behavior, and Immunity, 17*, 18-26.

Shibasaki, H., Hallett, M. (2006). What Is the Bereitschaftspotential? *Clinical Neurophysiology, 117*, 2341-2356.

So, K., Orme-Johnson, D. (2001). Three Randomized Experiments on the Longitudinal Effects of the Transcendental Meditation Technique on Cognition. *Intelligence, 29*, 419-440.

Stapp, H. (2007). *Mindful Universe – Quantum Mechanics and the Participating Observer*. Berlin, Heidelberg, New York: Springer.

Talbot, M. (1992). *Das holographische Universum*. München: Knaur.

Taylor, J. (2008). *Mit einem Schlag. Wie eine Hirnforscherin durch ihren Schlaganfall neue Dimensionen des Bewusstseins entdeckt*. München: Knaur.

Tiller, W. et al. (1996). Cardiac Coherence: A New, Noninvasive Measure of Autonomic Nervous System Order. *Alternative Therapies in Health and Medicine*, Vol. 2, S. 52-65.

Travis, F. (2001). Autonomic and EEG Patterns Distinguish Transcending From Other Experiences During Transcendental Meditation Practice. *International Journal of Psychophysiology, 42*, 1-9.

Travis, F. et al. (2009). Effects of Transcendental Meditation Practice on Brain Functioning and Stress Reactivity in College Students. *International Journal of Psychophysiology, 71*, 170-176.

Travis, F., Wallace, K. (1999). Autonomic and EEG Patterns During Eyes-closed Rest and Transcendental Meditation (TM) Practice: The Basis For a Neural Model of TM Practice. *Consciousness and Cognition, 8*, 302-318.

Tuszynski, J., Woolf, N. (2006). The Path Ahead. In J. Tuszynski (Hrsg.), *The Emerging Physics of Consciousness* (S. 1-26). Berlin, Heidelberg, New York: Springer.

Vaidman, L. (1996). Weak-measurement Elements Of Reality. *Foundations of Physics, 26*, 895-906.

v. Hirschhausen, E. (2009). *Glück kommt selten allein*. Reinbek: Rowohlt.

Veenhoven, R. (2008). Größeres Glück für eine größere Zahl von Menschen: Ist das in Deutschland möglich? In B. Hentschel, G. Staupe (Hrsg.), *Glück – welches Glück* (S. 107-115). München: Hanser.

Vogeley, K. et al. (1999). Essential Functions of the Human Self Model Are Implemented in the Prefrontal Cortex. *Consciousness and Cognition, 8*, 343-363.

Volkamer, K. (2009). *Feinstoffliche Erweiterung unseres Weltbildes*. Berlin: Weißensee.

Vopel, K. (2009). *Praxis der Positiven Psychologie*. Salzhausen: Isko-press.

Walborn, S. et al. (2002). Double-slit Quantum Eraser. *Physical Review A*, *65*, 0338181-0338186.

Warnke, U. (2011). *Quantenphilosophie und Spiritualität – Der Schlüssel zu den Geheimnissen des menschlichen Seins*. Berlin, München: Scorpio.

Wheeler, J. (1983). Law Without Law. In J. Wheeler, W. Zurek (Hrsg.), *Quantum Theory and Measurement* (S. 182-213). New Jersey: Princeton University Press.

Wheeler, J., Tegmark, M. (2001). 100 Years of Quantum Mysteries. *Scientific American*, *2*, 68-75.

Wigner, E. (1983). Remarks on the Mind-body Question. In J. Wheeler, W. Zurek (Hrsg.), *Quantum Theory and Measurement* (S. 168-181). New Jersey: Princeton University Press.

Wolf. F. (1989a). On the Quantum Physical Theory of Subjective Antedating. *Journal of Theoretical Biology*, *136*, 13-19.

Wolf, F. (1989b). *On the Quantum Mechanics of Dreams and the Emergence of Self-Awareness*. Zugriff am 31.3.2013 unter http://www.fredalanwolf.com/myarticles/dreaming%20 universe%20paper.pdf

Wolf, F. (1998a). The Timing of Conscious Experience: A Causality-violating, Two-valued, Transactional Interpretation of Subjective Antedating and Spatial-temporal Projection. *Journal of Scientific Exploration*, *12*, 511-542.

Wolf, F. (1998b). *The Soul and Quantum Physics.* Zugriff am 31.3.2013 unter http://www.fredalanwolf.com/myarticles/Soul%20and %20death%20Q&A.pdf

Wolf. F. (1999). *The Quantum Physical Communication Between the Self and the Soul.* Zugriff am 31.3.2013 unter http:// www.fredalanwolf.com/myarticles/boxing%20the%20soul%20 revised.pdf

Woolf, N. (2006). Microtubules in the Cerebral Cortex: Role in Memory and Consciousness. In J. Tuszynski (Hrsg.), *The Emerging Physics of Consciousness* (S. 49-94). Berlin, Heidelberg, New York: Springer.

Woolf, N., Hameroff, S. (2001). A Quantum Approach to Visual Consciousness. *Trends in Cognitive Sciences, 5*, 472-478.

Yokota, Y. et al. (2009). Direct Observation of Hardy's Paradox By Joint Weak Measurement With an Entangled Photon Pair. *New Journal of Physics, 11*, 1-9.

Yue, G., Cole, K. (1992). Strength Increases From the Motor Program: Comparison of Training With Maximal Voluntary and Imagined Muscle Contractions. *Journal of Neurophysiology, 67,* 1114-1123.

Zeilinger, A. (2005). *Einsteins Schleier – Die neue Welt der Quantenphysik.* München: Goldmann.

Zimmerman, B., Bandura, A. (1992). Self-motivation For Academic Attainment: The Role of Self-efficacy Beliefs and Personal Goal Setting. *American Education Research Journal, 29*, 663-676.